こころのメモ帳

河村 満

昭和大学医学部内科学講座神経内科学部門
昭和大学病院附属東病院院長

株式会社 新興医学出版社

序文

教授退任にあたって「こころのメモ帳」を出版することに致しました。原文は、長く編集長を務めている「高次脳機能研究」の編集後記です。

大学や病院で研究・教育・診療していた私の姿を改めてお伝えして、お世話になった皆様へのお礼を込めてご報告したいというのが出版の第一の理由です。もう一つは、私の現役時代をこれからも知らないはずの三人の孫たち、楽（らく、私の長男岳・がくの長男）、明（あき、岳の長女）、仁太（じんた、私の次男圭・けいの長男）がおじいさんの現役時代を知りたいと思ったときに、この本を役に立たせたい、と思ったからです。

散録で恐縮ですが、お時間のある時にお読みいただければ幸いです。

二〇一五年三月　河村　満

JCOPY 88002-188

こころのメモ帳 ◉ 目次

JCOPY 88002-188

JCOPY 88002-188

第Ⅰ章　学会・病棟回診より

『失語症研究』から『高次脳機能研究』へ

学会の名前が変わり、本誌の名称が変更されたのは全く自然のことと思う。この際に今まではなかった編集後記を書くことにした。その号の内容を概観することは、高次脳機能（障害）研究の今後向かうべき方向について皆で考えるきっかけになるかもしれない、と思ったからである。

本号には第二六回日本失語症学会の講演抄録が全部掲載されている。ここで示されている研究方法は症例の病態研究が中心であり、その他に今流行の機能画像研究も重々しく存在しているが、こちらの数はまだ少ない。これは本学会の会員の多くが、研究所ではなく病院に勤めている研究者であるからであろう。研究内容には、四半世紀前本学会がはじまった頃とは違って失語の演題は一部で、その代わりに各種の失認、失行、健忘、そして認知症が以前に比較して増加し、今まであまりみかけなかった感情や心についての研究までが含まれている。この変遷が「失語症研究」が「高次脳機能研究」に、「日本失語症学会」が「日本高次脳機能障害学会」に変わった第一の理由である。

JCOPY 88002-188

原著などの執筆者をみてみよう。大東祥孝先生は精神科医、浅川伸一先生は心理学者、私の相棒の緑川　晶君も心理で、私は神経内科医。今回は本学会の会員の多くを占めていて執筆者の常連である言語聴覚士の著者がいないのが少し寂しいが、著者のバックグラウンドの多彩さが本誌の特徴である。内容をみてみよう。キーワードを私なりに列記すると「脳と主体」、「ニューラルネットワーク」、「失語」、「リハビリテーション」、「脳梁」、「離断症候」、「手続き記憶」となるが、内容も著者同様色とりどりである。

多彩な種がうまく融合すれば別種の、格別によいものができることがある。これは植物でも学問でも同じである。逆に、多くの種を掛け合わせても何も発育しないことも多い。本学会の、他の学会にはみられない特徴をよい方向にむけるために、本誌編集の努力を続けたい。

（第二三巻第一号、二〇〇三年三月）

セビリアより、京都学会を振り返って

今スペイン南西の小都市セビリアでこれを書いている。初めてのスペインであるが、期待どおり快適である。食事がおいしく、とくに魚と野菜がよい。何もかもが東京に比べ格安で、太陽は明るい。まだ締め切りには少し時間があるが、いつもと違った環境刺激が私の脳活動を異なったものにして普段はできない発想が表出されるかもしれないと思い、あえてここでこの文章を書くことにした。

Parkinson 病（PD）と Alzheimer 型認知症（AD）に関する学会に参加しているが、さかんに論じられていることを列記すると、①Parkinson 病は heterogenious である、②Parkinson 病が脳画像で簡単に診断できそうである、③DLBというADとPDの中間のような病気が話題である、④ADの薬物療法が各種開発され、臨床応用されている、⑤血管性認知症は本当に多いのか否か疑問である、となる。会場はどこも満員で、議論もさかんである。

さて、本号には去年の京都での学会（大東祥孝会長）のシンポジウム「意味記憶障害の臨床」での発表内容が掲載されている。いずれも力作である。Snowden 氏の特別講演も載っていて、

これもシンポジウムと同じテーマである。本誌に意味記憶障害例の検討が掲載されるようになったのはたぶん十年と少し前からであろう。対象疾患の多くはPick病であった。それとほぼ軌を一にして緩徐進行性の孤立性高次脳機能障害（失語、失行など）例の検討がさかんに発表されるようになった。こちらの病因はAlzheimer型認知症が多い。これら二つの重要な病態の検討が一つの、しかし大きなきっかけになって、本学会で認知症を対象とした研究が始まり、現在も拡大して持続しているのである。

セビリア学会では、病気の診断と治療、病因解明という医学の中心的アプローチ。一方、本誌では症候分析とリハビリテーション、さらに脳内機構の解明という立場からの研究。同じ脳の変性過程を扱いながら研究の方向はかなり異なっている。もちろん両者の共存が必須であるが後者の肩を持ちたい、というのが私の正直な気持ちである。

（第二三巻第二号、二〇〇三年六月）

JCOPY 88002-188

Brown–Sequard 症候群と斎藤茂吉

今日、「風呂に入っても右下肢の温度感覚がなく、左下肢が利かずに歩けない」という四十歳代の男性を診た。脊髄病変を示唆するBrown–Sequard症候群の典型的な自覚症状であり、それで思い出したことがある。

「ブロンセカールの説を駁せし青年学徒なりし日の先生おもほゆ」という歌がある。斎藤茂吉が、恩師オーベルシュタイナーの歿した時に詠んだものである。

ハインリッヒ・オーベルシュタイナーは神経解剖学の古典的教科書を著したことで後世に名を残したが、神経病理学や臨床神経学にも詳しかった人である。茂吉は彼のラボの留学生の一人であり、茂吉の随筆「オウベルシュタイネル先生」には、恩師に対する尊敬と愛情の念が実に温かく描かれている。

一八八一年、オーベルシュタイナーはウイーンの雑誌に独文で、翌年に英文で「On allochiria：a peculiar sensory disorder」（Brain, 4：153–163）という論文を書いた。特異な感覚障害を呈した四例の報告で、各症例に共通するのは右大腿に感覚刺激を与えると左の大腿の対象部位に感ずるというものであり、当時 Brown-Sequard などによって確立した脊髄-大脳感覚経路の解剖学的知見では説明できない現象であった。しかし Allochiria はその後ヒステリー症状として理解されるようになり、やがてあまり注目されなくなってしまった。

私はこの症候を、Kawamura, et al : Alloesthesia. Brain, 110 : 225-236, 1987 に記載した。この論文が日の目を見るまでには多くの方のお世話になり、私自身も苦労した。必死の思いでノートに英語を書き添削を受け、辞書を引きながら独文や仏文論文を読んだ。硬い鉛筆が手に悪く腱鞘炎が痛み、二Bの鉛筆に替えた。この頃のことはまるで昨日のことのように思い出すことができる。

茂吉は、Brown-Sequard の学説に合わない症候をオーベルシュタイナーが発表したことを知っていたので、前述の歌を作ったのではないかと思われてならない。これは私の作りあげたただの夢想であるかもしれない。しかし、Alloesthesia の勉強をしたことで思いもかけず茂吉の歌の意味を知る、という喜びを持つことができたと信じている。研究や診療に関連してまったく期待もしない夢のような副産物を得ることがあることを、皆様にお伝えしたいと思う。

（第二三巻第三号、二〇〇三年九月）

肢節運動失行

「日陰者の神経症状」という小論文がある。一九八〇年に井形昭弘先生が日本医事新報に書かれたもので、しゃっくり、あくび、いびきなどがあげられている。しかしいびき症状はいまや、神経内科や呼吸器内科でさかんに研究されている注目の神経症候である。無呼吸と合併することがあり、睡眠時無呼吸症候群の主要症候であることが理由である。睡眠時無呼吸症候群は運転中に起こることがあり事故につながることも多いので、少し前に社会的問題として新聞紙上をにぎわせた。

本号には柴切圭子先生の発語失行（失構音とも呼ぶ）論文が掲載されている。この症候はもともとApraxia of speechと称され言語聴覚士がとりわけ興味を持っていて、言語障害を扱う雑誌では必ず取り上げられる。いわば日陰者の反対でいつも日のあたってきた、そして今もあたり続けている症候である。先日の本学会総会でも発語失行研究に関するたくさんの演題が発表されたし、十一月に筑波であった音声言語医学会総会のシンポジウムのテーマでもあった。

高次脳機能障害の中で日陰者であった症候の一つに肢節運動失行がある。これは古典的失行

(Liepmann) の三つの種類の一つであるが、長いこと日があたっていなかった。その理由の一つはLiepmann自身が自験例を示さず、症候内容に不明確な点が少なくないことにある。錐体路徴候としてより要素的な運動症候として捉えるべきであるというGeschwindの指摘が有力であったことももう一つの理由である。

ところが最近、この肢節運動失行がにわかに注目されるようになってきた。その理由は大脳皮質基底核変性症でこの症状が主要症候として出現することが多い点にある。大脳皮質基底核変性症は失行などの高次脳機能障害とともにパーキンソン病に似た症状を呈し、パーキンソン病の鑑別疾患としていつも注意していなければならない重要な疾患である。そういえば、この病気の臨床的診断基準の一つとしてあげられているものに他人の手徴候がある。この神経症状も一時は相当流行した。第一名前に個性があり、魅力もある。しかしその個性と魅力があだになり、さまざまな意味に使われすぎたために最近ではあまりはやっていないようである。

症候にも人の人生と同様に、歴史の中で浮き沈みがあるのである。

(第二三巻第四号、二〇〇三年十二月)

JCOPY 88002-188

古書に学ぶ—Wilson"Aphasia"より

本号に毛利春枝先生たちの"micrographia（小字症）"に関する論文が掲載されているが、かつてこの現象について勉強した折にWilsonの論文をみつけた（毛束真知子ら、神経心理学、17：26-35，2001）。Kinnier Wilsonは英国の神経内科医で、神経学の教科書を出版し、Wilson病を発見した人である。彼の名前は、自身の名前が冠された病気とともに有名である一方で、高次機能障害についてのさまざまな記載があることはあまり知られていない。

私がもっとも愛していて、本棚の真中においてある本があり、これがWilsonの著書である。一九二六年に出版され、タイトルは"Aphasia"である。文庫本より少し大きく新書より多少小さく、背表紙は赤で、小さいくせにハードカバーでセピア色の表紙が麗しく、一〇八頁。図は一つもなく文章だけである。以前富山に往復する飛行機の中でほとんど全部を読んだ。失語の解剖・生理から始まり、分類・症候、治療と構成は包括的でわかりやすく、なんといっても面白いのでどんどん読み進めた。文献引用は多くはないが、BrocaやWernickeはもちろん、BastianやHead、Liepmann、Niessl von Myerdorfらの重要論文が要所要所にうまく配置されていて感心した。たとえば失構音の責任病巣がこのときすでに触れられていて昨今の見解と一致し中心前回下部であるとされ、Henschen の引用がある。

私はいつかこのような本を書いてみたいと思っているので本棚の一番目立つところにおいているのである。難解でなく平易であり、抽象的でなく具体的で、そして短く、誰にでも読みやすい本。このことの背景には Wilson の深い見識を感ずる。Wilson 病が有名なあまり、彼の失語症の見識はほとんど知られていないが、この本から判断するかぎり相当なものである。

以前“micrographia”というタイトルの復刻本をみつけて、ろくに内容を確かめずすぐに購入したことがある。家に帰って中を見ると、多くの図があったが、そこには書字症状のサンプルは一つもなく、顕微鏡下の風景が緻密に書かれているだけであった。著者は Robert Hooke、顕微鏡で細胞をはじめてみつけた人である。“micrographia”には「小字症」という意味以外に「顕微鏡図」という別の意味があるのでご注意ください。

（第二四巻第一号、二〇〇四年三月）

記憶障害のシンポジウム

この号は去年の総会での企画プログラム論文からなっている。テーマは特別講演が言語障害、シンポジウムが記憶障害、ランチョンセミナーは四つあり、失認、発達認知神経科学、認知リハビリテーション、発動性障害である。内容は多彩で、高次脳機能障害全般を網羅しており、改めて鹿島晴雄会長と総会スタッフの方々のご苦労がわかる。会場の京王プラザホテルは大きな会場なのにちょっと狭く感じたくらい大勢の参加があったが、たくさんの参加者が集まった理由の一つはバラエティーに富んだ企画が魅力的であったことだと思う。今年は私たち昭和大学神経内科が総会当番で、前号と本号に企画プログラムが掲載されている。スタッフ一同、去年のように大勢の人が来てくれるかしらん、と心配している。私たちも工夫してプログラムを企画したつもりでいるし、それに加えて会場は東京ディズニーランドの隣にあり、勉強プラスレジャーの予定が立てられる。ぜひ皆さんに参加していただきたい。

去年の記憶障害のシンポジウムは興味深く、五人の演者がそのときの様子をこの号でいきいきと再現している。詳細は加藤元一郎先生の座長記を参照していただきたいが、全体テーマに

JCOPY 88002-188

は「新たなアプローチ」とタイトルがついている。概略を述べると、安野史彦先生はセロトニンと記憶機能、月浦　崇先生は記憶障害の症候とfMRI研究との結果の一致、緑川　晶君、吉村菜穂子先生と私が述べた「てんかん性健忘」は、知らなければ診断できないまれな病態。池田学先生の物盗られ妄想では、この症状が本邦では女性に多く、日本人の生活様式（妻が財布を握っている）を反映しているのかもしれない、という豊かな考察もあった。松井三枝先生は統合失調症と意味記憶という新しい観点。

このシンポジウムから、高次脳機能障害研究にはさまざまなアプローチがあることを改めて知った。昨今の脳研究でもっとも先端的で、重要データを提出している研究領域の一つは分子遺伝学であると思う。この領域は、古典的な症候分析が重要手法である高次脳機能障害研究とは水と油のように相容れないものであると言われることが多い。しかし近い将来、高次脳機能障害研究はさらに広範な方法論からアプローチされ、もしかしたら分子遺伝学的研究とまでも連合するのではないかと感ずる。高次脳機能の発達には生物学的な素因が重要であるし、その障害を考えるときに素質の問題はやはり避けられないかもしれないと思うからである。

（第二四巻第二号、二〇〇四年六月）

JCOPY 88002-188

病棟回診より

先週の回診でのこと。眼科からのご紹介で左上四分盲を呈した六十歳代男性が入院していた。「奥様の顔や風景はいかがでしたか?」ときくと即座に、「よく知っているはずの西小山商店街の景色がまるではじめて見るように思えました。妻の顔はちゃんとわかりました」とのことであった。「街並失認でしょう。たぶん相貌失認は合併していないと思う」と受け持ちに伝えた。この方は、本号の柴崎光世先生の論文症例と似た症状を呈している。

ヒトの高次視覚機能は、たとえば「顔」、「風景」など生存のために必須の環境刺激と、「文字」や「楽譜」など豊かな社会生活を送るための知的刺激とに分けることができる。これらの視覚性カテゴリーは、形態、色、動き、明るさなどの視覚の属性が統合されてはじめて成立する。視覚性カテゴリーの認知機能は脳に局在を持ち、顔は右紡錘状回、風景は右海馬傍回、文字や楽譜は左側頭後頭葉に広いらしい。最近では動きや色の識別機能にもある程度局在があることが示唆されている。これらの事実は昨今の機能画像研究によって明確にされつつあるが、もとは相貌失認、街並失認などの脳病変例の病巣検討で示唆されてきたことである。

同じ回診で、左手の失行の方を診た。病因はMarchiafava-Bignami病である。アルコールの大量摂取で稀に生ずる病態で、脳梁の脱髄壊死を生じ、慢性期に各種の半球間離断症候を呈する。私はどういうわけかこの病気に縁があって、生まれてはじめて書いた英文論文がこの病気に関するものであったし、今入院中の方を入れると八人を診療したことになる。自分も酒飲みのせいであろう。

さらに、入院四十数人のうち四人が筋萎縮性側索硬化症であるが、三人が明らかに認知症を合併している。自身の筋萎縮・筋力低下を認めようとせず、両側の前頭側頭葉萎縮と血流の低下がみられる。元来認知症と筋萎縮性側索硬化症との合併は稀とされていたが、そうでもないのかもしれない。

たった一回の神経内科病棟回診でも明らかなように、高次脳機能障害を持つ方は多く、この領域に関する診療・研究はきわめて重要であると思う。しかし、私はこれらに携わる専門家が少なすぎると感じ、将来が大変心配なのである。

（第二四巻第三号、二〇〇四年九月）

JCOPY 88002-188

第二八回学術総会を終えて

二〇〇四年十一月二五・二六日に第二八回総会を主催した。千人を超える方々がご参加くださり、一二一の演題発表があり、ランチョンセミナーで四人、企画プログラムでは十一名の高名な方々にご講演いただいた。年に一度の重要集会であり、何とか無事に終わったのは会員皆様のおかげである。この場を借りて心から感謝したい。

準備にとりかかるなかで、一般演題はいつものように優れたものが集まっていることがわかってまず安心したが、企画プログラムの立案が難しかった。意義のある会にしたいと思えば思うほど頭が固くなり、何も生み出せずに苦しんだ。ぎりぎりになってようやく私は、この総会を「学術的な作品」として完成させようと、苦しまぎれに発想した。そしてできれば型破りの会にしたかった。

音楽が好きな私は、「型破り」というとベルリオーズの幻想交響曲を思い出す。この曲は、古典派ベートーベンの没後三年しかたっていない一八三〇年に完成した。それにもかかわらず形式は古典的とはいえない。交響曲というと四楽章が普通であったが、五楽章まである。高音域の出るクラリネットや鐘といった変わった楽器が使われている。さらに、作曲者自身によって各楽章に表題がつけられている。第一楽章は「夢、情熱」、これは会長講演のテーマとしてうってつけであると考えた。学会に対する提言を忌憚なく話せる友人たちに教育講演をお願いしたいと思っていたので、第四楽章の「断頭台への行進」のスリリングな雰囲気はこの企画に合致すると思った。第五楽章の「宴」では、「クロストーク」という新奇の試みを捻出し、組み立てを友人の文芸評論家樋口　覚さんに、出演は歌人の水原紫苑さんと岩田　誠先生にお願いした。最後に岩田先生のソロでモーツァルトを合奏したが、練習は一回しかできなかったので失敗する可能性があった。しかしこの楽章の「宴」は、実は魔女たちの乱痴気騒ぎであるらしい。演奏に失敗したら「乱痴気騒ぎなので、お許しください」と言おうと用意していたのだが、その必要はなく終わった。第二楽章と第三楽章の特別講演とシンポジウムでは、演者の先生方が見事に独奏と合奏してくださった。

皆様に総会を楽しんでいただけたことと、将来自分でこの会を振り返ったときに懐かしく思い出せることを心から祈っている。

（第二四巻第四号、二〇〇四年十二月）

時計描画試験と時計デザイン

時計の描画は、頭頂葉病変の障害を調べるためによく使う試験で、回診でも受け持ち医から「この方が描いたものです」と示されることが多い。"Clock Drawing"（Freedman ら, 1994）という本も出版されていて、高次脳機能障害でのさまざまな障害パターンが掲載されているので参考になる。

誰でも時計の形ぐらいは知っているからこの試験が頻繁に使用されるのである。時計の形態イメージを表出するためには頭頂葉機能が必須であり、頭頂葉機能のチェックのために時計描画はたしかに便利な方法である。左右対称、円形で、短針・長針があり、数字は右回りで天辺が十二、下が六であれば正解となる。しかし、実は時計にはさまざまな形がある。

懐中時計は基本的に丸であったが、一九二〇年ごろ腕時計に変わったのを機会にさまざまな形が発明された。正方形、長方形（縦長、横長の両方）それに卵形もある。それでも基本的には左右対称であったが、この原則をわざと変えた会社がある。米国ペンシルバニア州のHamilton 社がそれであり、左が四角で右が丸、台形で右上が尖っている形、卵をつぶしたような形（これは、実物またはその写真や図を見ないとイメージがわかないかもしれない）などさまざまであり、頭頂葉病変で構成障害を持った方が描いた時計の形といわれても不思議ではない。私が好きなのは一九五〇年代に発売された、右が平らで左が「く」の字をしたVenturaとかPacerと称されたタイプである。あのエルビス・プレスリーもVenturaをしていたことがあるらしい。私が友人から最初にこの腕時計を見せてもらった時に、半側無視の人が描いた時計の形のようだ、と思った。VenturaもPacerも大流行して、"Watch of the future" と呼ばれ、宇宙開発が始まり、未来への夢に満ちあふれた五十年代米国の象徴の一つであったと捉える人もいる。VenturaやPacerをデザインしたリチャード・アービブのアイディアは、「当たり前のことを超える」という工夫から生まれたのである。この価値観が一般に受け入れられたのはいかにも自由の国アメリカらしいと思う。その後Hamiltonの腕時計は徐々に円形に戻り、デザインも落ち着いたものに戻ってゆくが、五十年代の前衛的で奇抜な形は今でもこの会社の象徴的創造物として歴史に残っている。

本邦高次脳機能研究の現在はまだ落ち着いたものになるべきではなく、米国五十年代、つまり現状を超える工夫が必要な時期であると私には感じられる。この雑誌にもVenturaやPacer

JCOPY 88002-188

のデザインのように画期的な研究論文を期待したい。
（第二五巻第一号、二〇〇五年三月）

JCOPY 88002-188

聞かせどころはピアニッシモで

高次脳機能障害学会はコミュニケーション障害を扱う学会である。人と人とのコミュニケーションには言語性のものと非言語性のものとがありその障害の代表が失語症や表情失認である。ところで、高次脳機能障害を持たない健常人と健常人との間にもコミュニケーション障害はいくらでも起こる。日常生活のいさかいの多くはコミュニケーションの不足や不正確なことが原因である。逆に円滑で豊かなコミュニケーションがわれわれの心を幸せに導く。病気が治って退院のときの、患者さんやご家族の表情は医療にかかわるものに最大の幸福感を与えてくれる。絵画や文学、音楽などの芸術作品の鑑賞も制作芸術家との互いの脳を介したコミュニケーションである。百年前の人の感性が時空を超えて伝達されるのは神様が与えてくれたとても不思議な現象である。

論文執筆や学会発表にもコミュニケーションの技術が必要である。よく書かれた論文は違った専門分野のものでもわかりやすい。背景が明確に示され、目的・対象・方法・結果・考察と厳密な区別がなされ、結論が一言で述べられればよい論文、発表になる。この原則を意識してまとめればそれでよいのである。研究内容がこの原則にそのまま合わない場合もあるが、「何が目的で、何が結果であったか」ということを苦しみながら考えれば、そこから新たな考察が生まれる。

論文は日本語や英語などの言葉で書かれ、学会発表も言葉でなされるので言語を介したコミュニケーション技術が重要である。しかしそれだけではない、非言語性の技術も実は重要なのである。欧米で発表するときには強調したいところは〝心を込めて〟顔の表情を変えて、ジェスチャーも加えて表現するとたしかに通じやすい。しかしもっとも重要なのは次のことである。データに自信があれば〝淡々と〟書けばよいのである。組み立てに特別な工夫がなくても、大げさな表現がなくても、読者はその重要さをすぐに理解する。「……というような〝重要な〟発見をした」という自己宣伝はあまり必要ではなく、むしろやめたほうがよいと思う。重要か否かを判断するのは読み手側の権利だからである。

音楽でも聞かせどころはピアニッシモであることが多い。小さい音であればあるほど聴衆は聞き耳を立てる。大切な事実は、がなりたてなくともちゃんと伝わるのである。

（第二五巻第二号、二〇〇五年六月）

聞かせどころはフェルマータ付休止符？

前号の編集後記に「聞かせどころはピアニッシモで」と書いた。同じことを先日、作曲家M氏に話したところ、即座に「いや、聞かせどころはフェルマータ付の休止符だ」との返答を受けた。これには「ううん」とうならざるを得なかった。たしかに、ベートーベンの交響曲をはじめとしてこの符号が随所に使われている名曲は多い。ご存知のとおり、休止符というのは何も音がないところで、それにフェルマータが付いていればずっと音がない無音の音楽の場所ということになる。ピアニッシモが前後の音に比較して相対的に最小の聴覚性刺激であるのに対して、休止符は沈黙という無聴覚性の刺激である。沈黙を芸術にまで高めるにはその前後に充実した音が必要であり、その中間の沈黙は間とか余韻とかとも呼ぶことのできるやはり聞かせどころであろう。M氏の見解は一つの事実であると認めざるを得ない。

本号は昨年総会の教育講演と原著論文からなっている。田中春美先生の文章は簡潔明瞭で極めてわかりやすく、熟練STの具体的提言には耳を傾けるべきことが多い。渡辺英寿先生の光トポグラフィーを使った失語の回復過程の研究は、素直なロジックで考察されており、今後の

JCOPY 88002-188

失語症研究の方向性の一つを明示している。また原著論文を見ると、本誌の内容は最近本当に広範に拡大したと感じる。言語、情動、行為・行動、記憶、リハビリテーションのどれもが本号一冊に含まれている。いずれも精読する価値のある論文である。ぜひご一読いただきたい。

最近の投稿論文に目を通すと、目的があいまいで結果はベッドサイドでできる試験のデータだけ、それに加えて拙劣考察だけで作られた研究論文はもうほとんど見当たらなくなった。しかし、このところ特に不満に感じるのは、結果に対する考察部分についてである。「結果に相関があっても、それに因果性があるか否かは別である」ことを知らない著者も多い。Scientific に整備された論文がもっとたくさん届いてもよいと思う。

話を最初に戻そう。論文の最後にはいつもフェルマータ付の休止符が書かれているということを知っておいてほしい。楽曲の最後にフェルマータ付の休止符があったとしたら、聴衆はいつ拍手をしていいかわからず、周囲を見回してうろたえるであろう。しかし論文の最後には快い読後感という余韻、そして将来に向けての可能性が無言のうちに示されていなければ何の意味もないのである。

（第二五巻第三号、二〇〇五年九月）

後輩医師へのエール

昨年の総会最後の企画プログラム「日本語の表現と表情」を読んで、一年前を懐かしく思い出した。私のこの一年間は息をつく間もなく過ぎさっていった。何しろはらはらすることが多いのである。

大学生の時にワンダーフォーゲル部に入部しており、二回遭難しかけた経験がある。先日、当時からの友人とそのことが話題になり、一年前のことと同じくらい鮮明にあの時のことを思い出した。

一回は、その友人がリーダーで雪の大峰山脈を縦走する計画の時であった。ラッセルがきつく、仲間たちが日に日に元気を失い、やがて意識の異常もみられるようになった。数人を残し、リーダーと私が救助を求めに稜線と直角に一気に下った。腰まであった雪がなくなって、道路工事の飯場が見え、パーティー以外の人に久しぶりに出会いご飯と焼魚をふるまっていただいたが、丼に山盛りの真っ白なご飯の視覚的イメージは今でも私の脳裏に焼きついている。無線連絡で山行中の部員全員を集め、リーダーが指揮をとり、残してきた仲間の救助に向かった。

私は白く美しい山並みと真っ青な空が見えるふもとで、連絡係としてトランシーバーを握りしめて一人で待っていた。徐々に周囲は薄暗くなり、そして真っ暗になった。何も見えず、解釈不明の物音だけが方々から聞こえた。怖かった。数時間後、山腹から懐中電灯の明かりがぽっかり見え「オーイ」という声が聞こえた時には、もう待ちきれず仲間に向かって走るように一心に山道を登っていった。

もう一回は、先輩と二人で丹沢の沢登りの後に下り道で迷った時のことである。軽装備で寒く、抱き合って暖をとって一夜を明かした。次の日にようやくふもとに通じる道を発見して、もう一回抱き合って喜んだ。

当時は登山が趣味の人ならこんなことぐらい誰にでもあるのではないか、と気楽に考えていた。しかし、今改めて回想すると、あの二回の出来事はいずれも準備不足、経験不足から起きた責任重大な事件であったといわざるを得ない。周囲はどんな思いをしていたのであろうか。

医療・医学も同じであろう。若さはどうしても傲慢さに通じる。今私の周りにいる医師たちは、ほとんどが息子とあまり年の変わらない若者たちである。彼らとは緊張場面を共にすることが少なくないが、一方で感心する場面も多い。若いからこそ発想できる治療・研究方法があることをしばしば感じる。いい加減ではなく一生懸命であればよい。はらはらするのは私の役目であり、彼らの新鮮な発想にエールを送り、いつか現在の場面を共に回想し、そして懐かしく語りたいと思う。

（第二五巻第四号、二〇〇五年十二月）

ブエノス・アイレスより、この十年を振り返って

本号は、昨年の第二九回総会の会長講演・一般演題抄録、水田秀子先生の臨床症例検討と原田浩美先生たちの健常高齢者群を対象とした神経心理学的検査の測定値の提示からなっている。種村純会長の「失語症治療における認知神経心理学的方法」は種村先生の長い高次脳機能研究の足跡を示したものであり読み応えがある。他の二論文も力作で、ぜひ皆さんに読んでいただきたい。

ところで、私は今ブエノス・アイレスにいる。World Federation of Neurology：Aphasia and Cognitive Disorders Research Group のミーティングに参加し発表することが目的である。ちょうど半分が経過し私の発表も終了したが、誠に充実した内容で、多くの情報と大きな刺激に満ちている。Mesulam の司会でＰＰＡのビデオ・プレゼンテーションがあり、参加者皆でディスカッションする企画、Patterson の司会で Semantic Dementia の臨床と背景病理のシンポジウム、Kaplan の司会によるさまざまな神経心理学的モデルの提示と質疑、失語・失認などの神経心理学的症候の治療については二人がそれぞれの立場で話し、討論の中心となる。大脳基底核の認知機能のシンポジウムは Habib が司会し、小脳の認知機能のシンポジウムもある。どの

シンポジウムも臨床、病理、さらに機能画像研究が柱となっている。日本からの参加は私一人であり、もったいない。このミーティングについては改めてもう少し詳しく報告したいと思う。
行きの飛行機の中でパスポートを見て、このパスポートを最初に使ったのが十年前の三月で、スコー・バレーで行われた同じミーティングに参加した時であったことを思い出した。この時は、Primary Progressive Apraxia を数例発表し、後で Kertesz からその内容のモノグラフ原稿執筆の依頼が来たのがうれしかった。スコー・バレーは以前冬季オリンピックが開催された街であり、高校卒業直前の長男とその友人が一緒で、スキーやスノーボードが楽しめた。今回のブエノス・アイレスでは、同じ三月なのに昼間は会場に扇風機が必要である。世界中のさまざまな所で高次脳機能障害の研究がなされていることを改めて実感する。十年前にはまだ機能画像研究の発表はほとんどなかったと思う。
スコー・バレーに一緒に行った息子と友人は医師となって病院に勤めている。この十年間での自分自身の環境の変化に気づくとともに、高次脳機能研究の内容の変化が実に激しいことに感慨を覚える。

（第二六巻第一号、二〇〇六年三月）

JCOPY 88002-188

第Ⅱ章　つれづれなる日々

結婚披露宴でスピーチする

本号は、第二九回総会の特別講演、シンポジウム、それに四つの原著論文が骨格を成している。特別講演の「神経心理学的リハビリテーション」は認知リハビリテーションとも呼ばれ、本学会でも必ず複数の一般演題があり、まとまって議論されるようになった。これは領域が一人歩きしたことを示している。失語以外の神経心理学的症状にも広くリハビリテーション医学の適応疾患があり、Wilson 先生の論文にはこの領域の原則的な立場が明示されている。英語もわかりやすいので、ぜひ一読することをお勧めしたい。シンポジウムの著者は、認知神経心理学的アプローチの長い経験をお持ちの脂ののった臨床研究者たちであり、こちらも必読である。

私もときに特別講演やシンポジウムでお話をすることがあるが、このところ教室員の結婚披露宴でスピーチする機会が続いた。学会で話すのと同様に準備してゆくが、緊張度はこちらのほうが高い。本学会の若い会員たちにも同様のメッセージを送りたいので、次に一部を掲載することにした。

「K君が入局しましたのは四年と少し前のことです。K君は二年間神経内科で臨床研修した後、T大学のS先生のところに国内留学して二年間『脳研究』のご指導を受け、この四月から神経内科に戻り、臨床と研究の両方で活躍しています。彼が非常に優秀であるのは言うまでもなく、現在立派な論文を国際誌に投稿中で、もうすぐ医学博士になるはずです。このような時に結婚し家庭を持つことはタイミングがよく、安定した生活の中で、彼が医師として、研究者として、活躍することを大変期待いたしております。

結婚し家族とともに生活することはごく普通のことで、一般には幸せなことである、と思います。しかし『自分の人生を生きる』ことと『結婚すること』とは、もちろん無関係ではありませんが同一でもないと思います。家庭を持った後に、人生の目的を修正することを強いられることが必ずあります。もう少し具体的に言うと、結婚して家庭人としての自覚を持つのは大切なことですが、結婚した途端に、研究者・医者としての意欲を失ってしまう人も中にはいます。その時に、奥様の理解が必要であると思います。K君が自分の人生を有意義に生きるために、今持っている情熱を維持できることを心から祈り、それに対して応援したいと思っています」

もちろん文章どおり流暢には話せなかったが、後半はいつも私の思っていることである。

（第二六巻第二号、二〇〇六年六月）

ふと立ち止まって…

動機づけ、報酬などをキーワードにして意思決定機能の研究がさかんで、前頭前野・大脳基底核などの脳部位との関連が問題になっている。私たちも、パーキンソン病でギャンブリング課題の成績低下があることを発表し（Mimura M, et al. Parkinsonism Relat Disord, 12：169–175, 2006）、この問題に興味を持っている。東京都神経科学総合研究所の渡辺正孝先生のお話では、サルの動機づけ行動における研究には重要な注意点がある。実験室のサルは、実験のない日曜日には必ず餌をもらえることを知っている、ということである。実験室のサルは、タスクを完成させて餌をもらえるという状況があっても、たとえば土曜日であれば、翌日には餌が自然にもらえるのであまり努力はしない。一方、野生のサルではこのようなことがなく、その成績差は無視できないほど大きいという。このお話をうかがった時に、渡辺先生の研究者としての長いご経験を感じた。ふと立ち止まってご自分の研究法を見直さなければ、このようなお話はできないだろう。

ふと立ち止まって、私も自分の研究を見直してみた。私の立場の基本は損傷例の高次脳機能研究にある。これは、現在流行中のfMRIなどさまざまな脳機能研究とともに重要であり、さらにもっとも古典的な高次脳機能研究の立場である。たとえば、「純粋失読の責任病巣は左後頭側頭葉で、この領域が文字の読みに関連し、症候の原因の多くは左後大脳動脈閉塞症である」ということが損傷例研究から示されている。しかしよく考えてみると、左後大脳動脈閉塞症をきたしたすべての人が純粋失読を呈するわけではない。左頭頂葉病変でたしかに観念運動性失行が起こるが、その頻度はかなり低い。症例報告では、稀少例であるから発表の価値がある、と考えるのが普通である。実際、珍しいことが大脳機能の解明に画期的に有益な場合もある。しかし、珍しいので現時点では大脳機能との関連を保留しなければならないこともある。損傷例研究者には、ほかの立場とは異なった見識が必要なのだと思う。

私は比較的最近まで、自分たちの立場が絶対であり、あちらの方法（たとえば機能画像研究）がこちらと合致しないのはあちらが悪いに決まっていると信じていた。しかし、最近この考えを訂正しなければならないという気持ちになっている。よく考えてみると自分が信じていた方法論にも問題点があることに、ようやく気づきつつある。そして、自分の立場に固執するより、違った立場が提出した矛盾したデータを統合する、何らかのブレークスルーを見つける努力をしたほうが有益であると、殊勝にも感じるようになったのである。
（第二六巻第三号、二〇〇六年九月）

失語症とコミュニケーション障害

本号には失語症に関する原著論文が多く掲載されている。この雑誌が「失語症研究」であった頃に戻った感がある。当時は高次脳機能研究というと必ず失語症が問題になり、少しオーバーかもしれないが「高次脳機能障害＝失語症」であった。十九世紀から二十世紀に変わる頃、つまりブローカやウェルニッケがそれぞれ失語症に関する重大な発見をした少し後の欧米の状況も「高次脳機能障害＝失語症」であった。この頃出版された失行や失認のモノグラフは稀少である、というよりほとんどないが、「失語症」と題された立派な本は非常に多い。有名なのはHead の“Aphasia and kindred disorders of speech”であるが、そのほかにも私が知っているだけで三十冊はある。その中でとくに優れているのは、以前この編集後記で紹介したこともあるWilson のものであると思う。

小児の言語機能を扱った論文が二本もある（橋本竜作先生、柴　玲子先生）のも本号の特徴である。赤ちゃんの脳のはたらきとしくみ、言語発達のしくみ、さらに自閉症の治療など小児の言語発達とその障害に関する研究は、「脳研究」の重要テーマの一つでもあり、たとえば二〇〇六年十二月九日（土）、東京で「脳を育む：発達と発達障害の脳科学」という公開シンポジウムが開催され、千人近く入れる会場がいっぱいになった。一般の関心も高いのである。

最後に、表情について一本ある（上田彩子先生）。表情は、眼差し、ジェスチャーとともに重要なコミュニケーション技術で、これらは言語を使ったバーバル・コミュニケーションに対してノン・バーバル・コミュニケーションと呼ばれる。失語症で時に、必死に私の表情を読もうとする方がいる。自閉症児は眼をあわせない。今後、バーバル・コミュニケーションとノン・バーバル・コミュニケーションの関連が高次脳機能研究の大きなテーマの一つになると思う。

日曜日の早朝ここまで書いてコーヒーを入れ、朝日新聞を読んだ。介護医療の問題点、多発性硬化症についての公開シンポジウムが大きく取り上げられ、それに加えて「高次脳機能障害」についての記事があった。病態が一般にあまり知られていないこと、リハビリテーションの重要性などが書かれていた。

われわれの専門領域の需要は今後ますます増加し、それとともにわれわれの責任はさらに重大になることを改めて述べておきたい。

（第二六巻第四号、二〇〇六年十二月）

脳科学と芸術、仕事と趣味

穏やかな土曜日の朝、地下鉄を有楽町でおりてエレベーターで朝日ホールに着いた。エレベーターでは映画鑑賞の老夫婦とご一緒であった。お二人がこれから鑑賞予定の映画について、まるで子供たちのように会話しているのがちょっとうらやましかった。しかし、私もこのお二人と同様にこれから参加する会が楽しみでわくわくしていた。ホールでは「脳科学と芸術」という講演会が開催され、芸術だけではなく、教育さらには心の問題までが議論された。鳥の声と言語について、錯視と美術、複雑系と音楽、香道家の嗅覚脳内機構など、講演内容は普段聴けないものばかりであった。この中で「芸術は人間社会にしかない」という考え方も呈示され、「本当であろうか？」と少し考えさせられた。ヒトには生きてゆくための仕事だけでなく、芸術鑑賞などの趣味があったほうが幸せであると思う。動物たちにもエレベーターのお二人と同じように、芸術に酔うとまではいかなくとも、自由に行動し、楽しむこともあるような気がする。

土曜日には研究会が多いが、この日は三つ連続であった。「脳科学と芸術」の後は、「パーキ

JCOPY 88002-188

ンソン病と認知症」の会で、最近の私の最大関心事項の一つでもあり集中して三つの講演を聴いた。今後の研究の参考になることがいくつも話され、満足して次に向かった。大手町に次の会場があり、もう暗くなって穏やかであった空気はすっかり変わり、強い風が吹いていた。ここでは「うつ」関連の会が開催され、脳卒中後のうつ、うつと認知症の関係など、今後さらに重要になると思われるテーマについての講演を二つ聴いた。これらも勉強になった。

帰り道、後の二つの会で一緒であった教室のK君と、「高次脳機能障害を扱う僕たちは、ずいぶんと広範囲な勉強をしなければならないのだね」と改めて話し合った。

私はこのようにいつでも勉強しているわけではもちろんない。日曜日の午前中は趣味の時間である。区民オーケストラでの演奏練習準備のためにいつも早起きであるが、もっと早く起きて、楽器を拭いたり楽譜を予習したりしている。

本号で、大部の立派な会長講演原稿をご執筆なさっている田川皓一先生は大変な勉強家で、神経心理学はまるで趣味のように研究を続けてこられ、心から尊敬できる兄貴分である。この拙文に最後まで付き合ってくださった方にこっそりとお伝えしたいと思う。田川先生も私同様、けっして勉強ばかりしているわけではありません。野鳥観察と撮影が何よりお好きで、その証拠に、私は先生のすばらしく美しい鳥の写真集を何冊も持っているし、鳥の写真のはがきもたくさん持っています。

（第二七巻第一号、二〇〇七年三月）

アナルトリーと発語失行

本号には、「シンポジウム：アナルトリーと発語失行」の原稿が六篇掲載されている。笹沼澄子先生と田邉敬貴先生の司会で、田川皓一会長の入魂の企画プログラムであったから、内容は充実している。司会も演者もたくさん話して、時間がなくなってしまった異例のシンポジウムの様子を思い出す。十分話す時間がなかった演者には少し気の毒であったが、あのような力が入りすぎてしまったシンポジウムもあれはあれでよいのである、と思う。あの時に思う存分話せなかった演者はこの号で、筆者として優れたメッセージを会員に送っているから特に注目してほしい（たとえば水田秀子先生論文など）。

私も「アナルトリーと発語失行」には興味がある。特に今、「原発性進行性発語失行」という病態に関心を持っている。原発性進行性失語（primary progressive aphasia：PPA）は、Mesulam（1982）によって提唱された概念で最初緩徐進行性失語（slowly progressive aphasia：SPA）と呼ばれた。原著は、知的障害や行動異常を随伴せず、緩徐に進行する失語を呈した六例の右利き症例の呈示である。ほとんどの症例が初老期に発症し、責任病巣は左シルビウス裂周辺領域であり、病理像はアルツハイマー病とは異なるとされている。その後PPA・SPA例として報告された症例の数は莫大であり、本邦にもいくつかの総説がある（河村　満：緩徐進行性失語症—最近の概念．神経内科、51：209-214, 1999など参照）。

PPA報告例の失語症型には失語症古典分類のすべてのタイプが存在する一方、古典分類に相当しない非典型例も多い。また、流暢型では健忘失語が全報告例の半数を占め、ウェルニッケ失語で発症することはほとんどない。さらに、最近ではPPAの症候上の特徴として発話の非流暢性が取り上げられることが多い。

発話障害で発症するPPAには三つのタイプがある。第一は非流暢性失語で始まり、第二は構音障害で始まり、そして三番目に発語失行で発症するタイプがある。後者の二つ病態の把握と鑑別が特に重要である。

発語失行で発症するタイプは五十例近くの報告がある。これを「原発性進行性発語失行」と呼ぶ（河村　満：原発性進行性発語失行．音声言語医学、45：315-320, 2004）。このタイプでの発症年齢は六十歳ぐらいで男女差はなく、発症から初診または入院までの期間は数ヵ月から十年。症状は当初、孤立性の典型的発語失行であり、徐々に構音障害に進行する場合と、失語さらに認知症に進む場合とがある。剖検・生検例は二〇〇四年時点で八例ほどあり、内訳は、アルツハイマー病が一例、ピック病、CBDが二例ずつで、その他、非特異的変性が三例で、非特異的変性の三例はいずれも皮質表層（I〜III）の海綿状変化であり、heterogeneousである。しかし今後、症候の進行の様式についての詳細な検討と剖検結果との対比がなされれば背景病態の詳細が明らかになる可能性がある。特にALS-Dの初期症状の一つとして重要かもしれないと最近考えている（石原健司ら、第四八回日本神経学会総会抄録集：p.254, 2007）。

本号論文の熱気につられて、この編集後記も異例に長くなってしまった。

（第二七巻第二号、二〇〇七年六月）

田邉敬貴先生を偲んで

田邉敬貴先生の訃報を受け取ったのはスウェーデン時間で、二〇〇七年七月一日朝であった。この時、私は第十三回国際頭痛学会参加中でありストックフォルムのホテルに宿泊していた。ストックフォルムは急に雨、そして気温が下がり夏なのにひどく寒く、私は部屋の窓を閉め、上着を着て机に向かったばかりであった。日本からのメールをチェックするためにこのPCのキーをプレスした。何秒かして、愛媛大学小森憲治郎先生からのメッセージがポッと浮かんで「訃報」という文字が見えた時には時間が止まったような気がした。文章を読みながら込み上げてくる涙をこらえることができなかった。

彼が亡くなったのは運命のいたずらとしか思えなかった。

田邉先生と初めて話したのは二五年以上も前、学会会場であった。いつもそうであったが、彼の周りには必ず何人もの仲間が集合しており、談笑して明るい雰囲気が漂っていた。私は自分の名前を名乗り、〝CTでの大脳脳溝と脳回の同定〟に関する彼の論文の別刷の送付を依頼した。論文は二、三日後にすぐに届いた。

JCOPY 88002-188

田邉先生と最後に話したのも学会会場であった。二〇〇七年五月に名古屋で行われた第四八回日本神経学会総会であった。朝早くの教育講演で、認知症をわかりやすく概説してくれた。米国で、ピック病に関する研究でもっとも貢献した研究者の一人として認められ、受賞したことを記念写真のスライドを見せながら話してくれた。司会は岩田　誠先生であった。講演の後で、語義失語とSemantic Dementiaの関連について、それにピック病概念の捉え方について、以前から私が持っていた疑問について直接聞いた。

少し考えた後、彼はちょうど鞄に入れて持っていた論文草稿を私に手渡してくれた。「もうすぐ出版されるはずだから」といつもの関西風アクセントで言った。この時の草稿は「老年精神医学雑誌、18：585-590, 2007」に掲載されている。この論文と、もうすぐ医学書院から出版される「神経文字学」（岩田　誠、河村　満編集）の中の語義失語総説が彼の遺稿であると思う。

最初の会話も、最後の会話も学会会場であったのは、彼と私の友情は学問を通して培われたものであったことを示していると思う。そして、最初も最後も彼から学んだ。でも、彼と話した時間の大部分はビールかワインを飲みながらであったこともう一つの事実であったことを告白しておきます。

田邉敬貴先生のご冥福を心からお祈りいたします。
（第二七巻第三号、二〇〇七年九月）

マイノリティが握る真実

先の和歌山での第三一回総会（板倉　徹会長）には多くの会員が集合し、活発な議論がなされ、大成功であった。プログラム・抄録集はいつもより厚く、それは企画プログラムの豊富さが一つの理由であったが、同時にその質の高さも当初の予想通りであった。また、なんと朝七時半からのレクチャーも満員であったとのことで、会員の勉強欲は他学会に比べても相当に高いことが証明された。しかし、学術集会を評価するには一般講演を眺めることが何より重要である。一七一という記録的な演題数は本総会成功の第一の理由と考えられ、プログラム・抄録集の分厚さのもう一つの理由でもあった。

一般演題は、数が増えただけではなく、明らかに内容が変化してきている。失語、失行、失認以外の「社会認知」「遂行」など、新奇の高次脳機能関連演題がまとまって議論され、「就労」と「人権」に関する演題が三題報告された。前者は高次脳機能障害への神経科学的アプローチの最新テーマである。後者はリハビリテーション・介護に関する医療の立場を明確にするために今後もっと注目されるはずである。前者も後者も今回は、カレントスピーチやシンポジウム

JCOPY 88002-188

と同じ時間帯に、隣の建物にあったC会場で議論されることとなり、現時点ではあまり日が当たっているとは言えない。しかし、私の予想では、これらの一部は近いうちにたとえばシンポジウムやワークショップでも取り上げられていくことになると思う。

前者については既に、本学会の一週間後に東京で開催された第十二回日本神経精神医学会（岩田誠会長）のシンポジウム「脳から見た社会活動」で少し角度を変えて取り上げられている。この中で私たち（小早川睦貴、河村　満）は「パーキンソン病、レム睡眠行動異常症、筋緊張性ジストロフィーにおける社会的認知機能の変容」について発表し、「扁桃体を中心とする情報処理系の機能不全との関連を述べた。大脳基底核疾患と考えられているパーキンソン病、睡眠障害であるレム期行動異常症、神経学の教科書では高次脳機能とは最も遠い筋疾患の部分で取り上げられている筋緊張性ジストロフィーがなぜ社会認知機能と関連するのか、と思われる向きも多く、医学領域でもまだほとんど理解されていない。詳細な説明はこの欄では無理である。でも一言だけ加えておきたい。

「時代の要請は常に変化し、学問・研究は実はマイノリティが真実を握っていたことも多い」ということを私は信じている。

（第二七巻第四号、二〇〇七年十二月）

JCOPY 88002-188

『日本高次脳機能障害学会』の柱

医療と医学をめぐり、診療、教育、そして学問のさまざまな面において迷走する社会の中で、私たち日本高次脳機能障害学会のメンバーは常に、私たちはいかにあるべきか、何をなすべきかと問い続けていかなければなりません。新年度を迎えて、私は本学会理事長鹿島晴雄先生から、〝あり方委員会〟委員長を拝命いたしました。それを機会に、私は今一度この根本命題を考える機会を持ちました。高次脳機能障害学の幅広い裾野を見渡しながら、この文章で私たちの学会が登るべき頂を具体的に見据えようと考えました。

高次脳機能障害学は、学問的には脳卒中や、アルツハイマー病など神経変性疾患の症候学から機能画像を使った脳機能研究までを含む広い範囲をカバーし、臨床診療に関しては失語、失行、失認、物忘れの診断・治療から、小児領域の自閉症、ADHD診療、さらに認知リハビリテーションまでやはり広範な領域を守備範囲としています。日本高次脳機能障害学会は、以前日本失語症学会と称され、最初は日本失語症研究会として、ちょうど三十年前に設立されました。私がメンバーに加わったのは第三回ですから二五年以上前のことでした。五、六年前までは会員数は二千名ほどで、学術総会では顔見知りの方がほとんどであったのです。しかし、この数年状況が少しずつ変化して、多くの会員が広い領域から入会して、会員数は倍増しました。

何より若いメンバーが急激に増加し、アクティブに活動するようになったことが基底となり、学術総会の雰囲気は明るく変化しました。それは本号に掲載されている第三一回総会講演抄録をみればわかります。抄録の隅々に、演者と聴衆の意欲が示されています。発表症例も急激に増加し、先輩が新人を良く指導して発表していることがわかる演題も数多くみられます。また、独自の考えで新奇の研究法や治療法を開拓しているのが口演を聴いてわかり、「なるほど」と感心することもしばしばでした。演題発表するとき、若い会員の表情はうらやましいほど輝いていました。

「高次脳機能研究」と「それらの治療」、私はこれらが日本高次脳機能障害学会の二本の柱であると認識しています。まずこの二本について、会員全員に臨床診療での工夫や臨床研究内容を学術総会や学会誌で発表して欲しいと考えます。そして、意欲を持った若い人にエールを送りながら、だんだんと守備範囲を広げていくのが私たち先輩の役目であると思っています。

（第二八巻第一号、二〇〇八年三月）

病院長としての務め

本号は昨年十一月の和歌山学会の企画演題原稿が中心です。確か朝七時半からの講演もあって、ぎっしり詰まったスケジュールであり、内容も豊富で、大勢の参加者がいて会場もフロアーも満員、華やかな学術総会であったことを思い出しました。本号がいつもより厚いのは、企画の多さが理由で、カラー・ページが多く、総会の華麗さを彷彿とさせます。板倉　徹会長の熱い思いで構成された学術総会であり、先生の研究・診療に対する思いはきっと熱くまだ持続しているのであろう、と感じます。

ところで、板倉先生は当時、大学附属病院の病院長でしたが、私もこの四月から昭和大学病院附属東病院の院長になりました。附属東病院は千床少しある昭和大学病院の中で二百床ほどを占め、神経内科病棟が二階全部と三、四、六階に少しずつあります。東病院を、中原街道から車で五反田方面から眺めると丸い大きな柱が数本目立ちます。一九八七年にできた六階建ての建物ですが、今でも現代風です。建物の外側は大きなガラスでできていて、明るいイメージです。玄関を入ると、高い天井があります。病院の暗いイメージはあまり感じさせない、どちらかというとさわやかな空間です。東病院の裏口にはいつも必ず守衛さんがいます。そこを通って左に曲がると奥の左側に私の小さな部屋があります。在室時にはいつも扉を開けています。誰とでも風通しを良くしようという私の気持を示したいのでそうしているのです。部屋の奥の机に向かって仕事をしていると、看護師さん、クラークさん、守衛さん、お掃除の係の方、が見えます。私の任務はほかの大学病院長と同様に危機管理や経営がありますが、診療科の再編成の問題が差し迫った問題としてあります。今は、神経内科以外に、糖尿病・代謝内科、リウマチ膠原病内科、眼科、皮膚科、ペイン・クリニック、精神科などがありますが、リハビリテーション科はないのが神経内科としてはつらいのです。

就任から二カ月たってようやく、膨大にある書類の印鑑を押す場所をあまり間違えなくなりました。任期は三年ですが、何か問題を起こして途中でやめることにはならないようにしたい、ということがさしあたっての目標です。でも一歩進んでできれば、高次脳機能障害者にももっと便利で、良い病院を創りたい、という気持ちを持っています。

（第二八巻第二号、二〇〇八年六月）

エディンバラ学会に向けて

猛暑の中、何だか忙しく、暑さも感じない。

今月は熊本学会で二回講演、札幌の文部科学省班会議で一回ポスター発表があり、来週からはエディンバラ学会［World Federation of Neurology（WFN）: Aphasia and Cognitive Disorders Research Group］である。

熊本でも、札幌でもそれぞれ違った刺激を受けてきたが、今は何よりエディンバラ学会が楽しみである。前回のWFNは二年前にブエノスアイレスで開催され、その時は日本からは私一人の参加で心細く、また色々事件が起こった（以前の編集後記参照、第二六巻第一号）。今回は教室から私を含めて三人出席するし、今朝メールに添付されてきた最終プログラムを見ると日本人演者が少なくともお二人いらっしゃることが確認できた。

プログラムの全体テーマは前頭側頭型認知症（FTD）といってもよいと思う。八月二八日午後のOpening Sessionにはピック病の概念の歴史と共に骨相学について二つ演題がある。いずれもジョージ・コンベに関連するものである。コンベの骨相学の本は十年ほど前に購入して本棚に飾ってあるが、これらの講演を聞けばその本をちゃんと読む気になるかもしれない。夕方はポスターセッションで、十五演題あり、約半分がＦＴＤに関連したもので、そのほかが言語、顔・色認知演題である。それが終わって夜はフォークダンスを楽しむ会があるらしいが、私は欠席するつもりである。ブエノスアイレスでもタンゴを楽しむ会があったが、タンゴの会の翌朝、参加した人のほとんどが足をなでて痛みをこらえながら講演を聴いていたのをよく覚えているからである。二九日は、シンポジウムが四つある。最初はＦＴＤ剖検例の神経心理学的特徴・画像所見・バイオマーカーなどに関するものでグロスマン先生が司会する。次は運動ニューロン疾患の認知・行動異常についてであり、このテーマは私たちの教室を挙げて取り組んでいるもので、彼のカーチスやスノードン先生も演者であり、特に期待している。三つ目は、ＦＴＤの社会的認知に関するものであり、意思決定機能が二演題、感情機能が二演題ある。最後は、倫理的行動の神経基盤に関するもので、前頭葉病変と活性化研究との対比など斬新な研究が四つも並んでいる。それが終わると一時間のシティーツアーがあり、こちらには参加するつもりである。三十日午前は、Semantic Dementia についてのシンポジウムと講演セッションが一つずつある。カーチス、ヒリス、ホッジス先生などのそうそうたる顔触れが講演するのでこちらもとても楽しみである。午後はフリーであるが、ウィスキー酒造場見学トリップの企画があり、私はこれにも参加するつもりである。三一日は、失語や失書の局在症状講演セッションとＦＴＤの味覚と嗅覚障害に関するシンポジウムである。

社会的認知、倫理的行動の神経基盤などは今後本邦でもますます流行していく高次機能研究対象であると思う。帰ってきてから、ご報告します。

（第二八巻第三号、二〇〇八年九月）

論文の査読結果について

投稿論文が査読を経て戻ってきて、結果を読む時の緊張感は経験した人でないとわからないと思う。何回かの往復を経て受理された時の喜びは格別であり、何物にも代えられない。一方、不合格の通知を読んだ時には非常に悔しく、時には怒りさえ覚えることもある。本誌読者の多くも同じ経験をしているはずである。

ところで、音楽会での演奏もうまくいく場合とそうでない場合とがある。たった十小節のソロであってもミスなく、うまく演奏することができた時には無上の喜びと充実感がある。失敗すれば勿論その反対である。

私の最も大切にしている趣味はオーボエ演奏である。毎週日曜日午前中の市民オーケストラの練習はよほどのことがない限り休んだことはないし、月に一回か二回のレッスンもこの十年間欠かしたことはない。しかし、残念ながら腕は未熟で、下手の横好き、という言葉がぴったり当てはまるレベルではある（才能は全くないわけではなく、練習する時間が取れないだけであると言い訳しておこう）。学生の時、JS Bach のカンタータのオーボエ・オブリガードを聴いて感動をおぼえ、何としてでも演奏してみたくなった。当時バロック音楽の演奏では本邦で最も評価が高かったオーボエ奏者H氏をご紹介いただき、南浦和のご自宅を訪ね、教えていただけることになったのである。途中二十数年間のブランクはあったが、今でもH氏のレッスンを受けている。H氏は私より少し年上で、現在ではかなりベテランの管楽器奏者と言えるが、まだまだ演奏者としての志が高く、常に前向きである。

熟年のオーボエ奏者として困るのは、舌・指の動き（運指）が遅くなることである。H氏の話ではこれらを克服するには、ダブル・タンギングなど特殊技術の活用などがあり、やってみると音楽がかえって豊かになる場合があるという。管楽器奏者としてピークを過ぎるといわれる六十歳を過ぎても、H氏の演奏は確実に前進している。

私も最近、研究者として衰えを感じる。最も問題になるのは記憶力の低下である。しかし、あらゆる工夫をして、これらの問題を克服してさらに前進したいと思っている。

もう一つ、演奏上の失敗は楽器やリードのコンディションのためであるという気持が必ず浮かぶ。しかし、よく考えてみるとそうでない場合のほうがずっと多い。論文を投稿してリジェクトされた時、査読者が悪いと思う。でも、そうではないことに後で気づくことも、私の経験ではしばしばであった。

（第二八巻第四号、二〇〇八年十二月）

わかりやすい『病院の言葉』とは

日本高次脳機能障害学会会員は病院にお勤めの方が大勢いらっしゃいます。患者中心の医療が望ましいという観点から、医療従事者から患者・家族への十分な説明を行う必要がありますが、それが想像以上に難しいということを認識しています。たとえば、私たちが使用している「病院の言葉」を文字で書くと、DIC、振戦、イレウスなど英語、漢字、カタカナが入り乱れています。英語には英語の、漢字には漢字なりのニュアンスがあり、これらを会話の中で話されても、内容の理解が困難なのは当然でしょう。以前からそんなことを感じていました。

最近、国立国語研究所に「病院の言葉」委員会という会があることを知りました（委員長：国立国語研究所長 杉戸清樹氏）。この委員会は二十数人からなり、医療・マスコミ・国語研究関係者などから構成されています。医療従事者が患者やその家族に説明する際の参考となることを目指して、医療従事者を対象に「病院の言葉」の説明の仕方を提案するために組織されたものです。昨年（二〇〇八年、平成二十年十月）この委員会から、「病院の言葉」をわかりやすくする提案（中間報告）が出版されました。この会の調査では、「寛解」や「QOL」といった言葉を見聞きしたことがある国民は二割に満たず、「膠原病」や「敗血症」などの言葉の意味を正しく理解している国民は四割に達していないそうです。

中間報告には具体的な用語について、どのように説明すべきかが提案されています。たとえば、「ガイドライン」という用語については、まず「治療指針、標準治療、標準的な診療の目安」であることを説明すること、とあります。もう少し詳しくいうと「病気になった人に対する治療の実績や、学会での研究をふまえて作られた診療の目安」であることを話し、時間をかけてじっくりと「治療に関して適切な判断を下せるように、病気になった人に対する治療の実績や、学会での研究をふまえて作られた診療の指針です。最新の治療法を含め多くの情報から有効性、安全性などを整理して、治療の目安を示してあります。」と説明するのが良いと書かれています。さらに、「概念の普及のための言葉遣い」や「患者・家族と医師の問答例」「こんな誤解がある」「患者はここが知りたい」「ここに注意」などが示されていて、なるほどと思うことが多いのです。

「病院の言葉」をわかりやすくする提案についてのホームページは http://www.kokken.go.jp/byoin/ です。興味のある方はちょっとのぞいてみてください。きっと役に立つと思います。

（第二九巻第一号、二〇〇九年三月）

JCOPY 88002-188

〝文字〟認知の脳内機構

本号には松山学会の「失書」ワークショップの内容が掲載されている。私が司会した企画プログラムであり、大いに盛り上げて、会長を務めるはずであった亡き田邉敬貴先生にささげたいと思って臨んだ。私自身にとって、「失書」をはじめとした〝文字〟認知の脳内機構研究は非常に大切なテーマであったし、現在でもそれは変わらない。この場を借りて、自分自身の研究を振り返り、ワークショップで伝えきれなかった私自身の研究状況を田邉先生と会員の皆様にご報告したいと思う。

私たちは、もっとも古典的な脳研究の方法である、病変症例の症候・病巣検討を中心の手法として、臨床神経心理学の立場から、〝文字〟認知の脳内機構を約三十年間研究し、現在も続けている。岩田　誠先生はやはり脳病変例の検討などから、読み書きの脳内機構研究のなかで、日本語特有の文字言語である漢字中枢の存在とその部位を明らかにしたが、私たちもほぼ同時期にそれらを確認した。これは川崎製鉄千葉病院神経内科部長の頃で、三五歳前後のことであった。この病院では脳梁病変の患者さんにも出会い、漢字と仮名とでは左右半球間連絡経路が異なることを示し、日本語文字処理の仕組みをさらに詳細に明らかにできた。これらの研究

JCOPY 88002-188

はその後本邦において多数の研究で追試・確認されている。

楽譜は音楽芸術伝達に必須のシンボルであり、音楽における〝文字〟ということができる。私たちは楽譜の読み書きについて音楽家の脳病変例で検討し、日本語読み書きと比較し、プロフェッショナルの音楽家では楽譜読み書きの脳内処理が漢字読み書きのそれとかなり類似していることを示した。これらは昭和大学での仕事である。

個々の漢字には独特の表情があり、楽譜は感情伝達の記号としての役割を持つ。すなわち今後〝文字〟感性面の学際的な生物学的研究が必須の事項であると思う。表情・まなざしは他者の理解、社会的な協調に直接かかわる、顔にかかれた〝文字〟である。最近では、その認知機構の詳細について、各種疾患を対象として検討し、文字言語認知の仕組みとの違いを探っている。表情・まなざし認知には扁桃体などの脳内情動処理機構が重要であり、この機構は漢字の表情・楽譜の感性的認知機構にも関連する可能性が高いことを、脳病変例と activation study を組み合わせた手法なども取り入れて、今後明らかにしたいと考えている。

田邉先生、ちゃんと見ていてくださいね。

（第二九巻第二号、二〇〇九年六月）

JCOPY 88002-188

昭和大学神経内科学教室―研究の歩みと特徴

神経内科教授になって九年目になり、この間に三十人以上の入局者があった。そのうち約半数がすでに専門医試験に合格し、神経内科の中で専門を持ちたいと希望し、神経病理学、再生医学、臨床脳卒中学などの研鑽を積むために現在留学中である。昭和大学に残って、頭痛医学を専門にしたいという若手もいる。私の専門は勿論臨床神経心理学（高次脳機能障害学と言ってもよい）であり、他の大学や病院からその研修のために国内留学する人も多い。専門は強制していないし、第一に専門が何であれ、よい臨床医として育ってくれればよいと思っているので、私の専門を継いでくれる人がいなくても仕方がないと思っていた。しかし、最近「神経心理学を学びたいので……」と言って入局を希望する、という臨床研修医が二人でてきた。心から嬉しく思った。

この機会に、昭和大学神経内科の現状を皆様にも知っておいていただきたいと思い、それを述べたいと思う。

最近昭和医学会雑誌という本学の雑誌に、神経内科学教室での研究状況を特集としてまとめた（第六九巻第一号、平成二一年）。本特集は、神経疾患の新しいパースペクティブと題して、当科のスタッフに書いてもらった。「最新の神経心理学の話題：「道順障害」と「街並失認」」は一九九〇年代、准教授（現千葉県立保健医療大学教授）の高橋伸佳先生がこれら二つの症状を国際誌に発表し、地理認知障害の新規の脳内機構を示し、世界中をあっと言わせた業績の簡潔なレビューである。「筋萎縮性側索硬化症と認知症」は講師の市川博雄先生が、昭和医学会雑誌に書いた学位論文から始まり、現在までの研究内容を総合的に紹介したもので、内容は重厚である。この内容で、最近カナダから学会での講演を依頼され、六月に市川先生と私とで出席し、剖検例の最新データにも簡単に触れ、発表してきた。講師石原健司先生の前頭側頭型認知症の総説も簡潔であるがすぐれた内容で、神経病理診断の重要性が明確に示されている。医局長村上秀友先生は最近パーキンソン病治療に関心を持ち、彼の原著を基にしてレビューしてくれた。抗パーキンソン病薬のオーバーナイト・スイチング療法は、私たち昭和大学神経内科の独特な治療法で、本邦だけでなく、諸外国から方法についての問い合わせがある。パーキンソン病はもともと、手足の振戦などの運動症状で始まり、やがて歩行障害などのやはり運動障害が中心と思われていた。しかしこれは大きな誤解であることが最近明らかにされつつある。パーキンソン病で運動症状より先に、自律神経症状や認知機能障害が生じる可能性が高いのである。パーキンソン病の認知機能障害研究は、文部科学省特定領域研究「統合脳」、戦略的創造研究推進事業（CREST）、玉川大学・カルフォルニア工科大学との共同事業である、グローバルCOEプログラムでなされた当科の研究のまとめであり、小早川睦貴先生（研究生）が「パーキンソン病の認知機能障害について」と題して、わかりやすくまとめてくれた。

改めて眺めると結局各種神経疾患における、神経心理学的アプローチが中心になっているのが、私たちの教室の研究面での特徴であることが分かる。

お二人の臨床研修医を新規のメンバーとして迎えて、これらを発展させ、さらに広い裾野を持つ、神経疾患全体についての研究を進めたいと考えている。

（第二九巻第三号、二〇〇九年九月）

神経心理学の基本—症例研究の重要性

札幌での第三三回日本高次脳機能障害学会学術総会は盛会のうちに終了した。本号の最初のページに、第三四回の大宮学会のご案内が掲載されているので、手帳に開催日をメモしておいて、是非参加して欲しい。学術総会は何より出席者によって支えられているのです。

一昨日の土曜日の午後、私たちが東京で始めた関東臨床神経心理研究会が第三十回を迎え、研究会終了後、記念にささやかな情報交換の場を設けた。年に二回の開催であり、十五年前に岩田　誠先生、久保浩一先生と一緒に立ちあげた会で、いつも四十名ぐらいの参加がある。症例提示とその後の議論を一演題四十分間し、合計四演題ぐらいが普通であるが、short presentationも受け付けているので、五、六演題ということもある。学術総会で発表された内容をより詳しく議論したり、まだ十分な検討がなされていない症例に対して、何を検討すればよいかを議論する会で、多くの意見がさまざまな方々から出る。時には激しい議論があり、ハラハラとすることもあったが、最近では出席メンバーの立場がお互いに理解出来てきたこともあり、雰囲気は和やかである。参加者は、神経内科医、精神科医、ST、心理の立場が中心で、高次脳機能障害学会の構成とほぼ同じといってよいと思う。

毎回見たこともない症例が提示されるのが、この会の特徴の一つである。今回も、船山道隆先生がForced following other peopleと称して、他人の後をついていってしまう、独特の症状を映像で見せてくれた。模倣行為の中で捉えるのがよい、原始反射では、などさまざまな意見が出て、さらに検討してもう一回発表してください、ということになった。以前の会でも、当初問題症例として提示され、その後剖検報告がなされたことも何回かある。

情報交換会で多くの方々とお話しし、症例研究が神経心理学の基本であるということをお互いに確認した。また、このような地方会のようなものが多くの地域に必要で、それが高次脳機能研究の基盤として学術総会に結びつくであろう、という意見もあった。何より、色々な立場の若い方々の参加が多く、高次脳機能研究の幅は今後さらに広がっていくであろうということを実感した。

会が始まった時は晴れていたのに、終了して表に出ると豪雨であった。しかし、コートにかかる雨も全然気にならなかった。

（第二九巻第四号、二〇〇九年十二月）

つれづれなるままに…

年々年賀状が増えている。新しく来た年賀状も多く、今年は四百枚を超した。初孫が生まれた。まだオジイサンと呼ばれるのには抵抗がある。久しぶりに会った友人が老けているのに驚くことが多い。

長男とそのお嫁さんと初孫が来た時、長男が生まれたころのアルバムを皆で見た。家内がスレンダーな美人であったことを思い出し、心から感動した。

趣味の楽器演奏で細かい楽譜についていけず、指が動かなくなったのかと思っていたら、眼鏡店で老眼が進んだだけですよ、と言われた。言われるままに、中近用眼鏡を新しく作ったら、また、以前と同じに演奏できるようになった。

これらが私のつれづれなる日々である。

年賀状が年々増えるのに象徴されるように、どんどん新しい人間関係が形成され、やりがいのある仕事が増えている。その一方で、自分自身が思っている以上に脳の老化も進んでいると感ずる。この現状を無理せずに乗り越えたいと考えている。

JCOPY 88002-188

本号は特別に厚い。去年十月の学会演題数が多かったので、どのように工夫してもこの厚さになってしまう。表紙の目次もいつもと違うことに気付いた読者も多いと思う。いつもと同じでは、目次も表紙からはみ出してしまうのである。

私の脳には各所から、本号のように莫大な情報が入力される。それを全部読みこなして、記憶に残し、将来に役立てる能力はもう私にはない、と思う。空きスペースをたくさん持っている若い脳にそれを期待したい。しかし、その代わり情報の中から重要なものを選別して、有効利用するコツは長い経験の中から獲得した自信が私にはある。

日本高次脳機能障害学会の若い有能な諸君と、われわれ高年齢の会員とが協調し、将来を考える必要がある、とこの分厚い本雑誌を眺めて思った。

(第三〇巻第一号、二〇一〇年三月)

JCOPY 88002-188

「加齢」のメリット・デメリット

本号は昨年の札幌学会における、特別講演、シンポジウム、モーニングセミナーに加えて、原著が四本で構成されている。盛況であった札幌学会を思い出すとともに、毎年のことながら、あれからもう半年以上の月日が流れてしまったことに感慨を覚える。

月日の流れが最近特に短く感じるようになった。これは加齢現象であり、健忘が進んだために短く感じるのだ、という説がある。それを確かめるために、昨年暮れから今年の初めに何があったか、思い起こしてみた。それから引き出しにある二〇〇九年と、鞄の中の二〇一〇年の手帳で事実確認をしてみた。少しショックを受けた。その時点ではあんなに時間を費やした、重要事項がいくつも忘却の彼方にあることに気がついたからである。その一方で、こんなこと覚えていないでよかった、手帳をみて思いだして損した、という気持ちになることも一つや二つではないことにも同時に気付いた。私には後者のほうが大切に思えた。加齢という自然現象は多分、悪い方向にのみ働いているのではないと思う。日常を平穏に過ごすためには忘れたほうがよいことも多いのであると思う。

JCOPY 88002-188

原著論文はいずれも興味深いテーマである。また、内容もすぐれたもので、「高次脳機能研究」が徐々にレベルアップしているのがわかる。「展望記憶」という概念は最近のもので、私も正確には理解していなかったが、この論文でなされた方法・結果を読めば何のことであるかわかると思う。「物体失認」は古典的概念であり、多くの報告があるが、「画像失認」は割に最近のものので記載は少ない。掲載されている「連合型相貌失認」の純粋例は、読む価値のある稀少例の記載であると思う。「道具使用障害」というと、以前は「観念性失行」を思い出すのが普通であった。ところが最近では、症候をそのまま示したこの名称がよく使用される。シンポジウム原稿で望月　聡先生も指摘しているように、観念性・観念運動性という形容語の意味をわかる人は少ないのが現状である。右島皮質損傷によるネガティブ表情識別障害例の報告は着眼点が興味深い。島の機能は元々不明な点が多かったが、近年、情動や疼痛との関連でにわかに注目されてきたからである。

学会関連論文は勿論のこと、これら原著論文四つの報告をじっくり読んでほしい。読者の身近にいる病態不明の患者さんの理解にきっと役に立つと思います。

（第三〇巻第二号、二〇一〇年六月）

古書に学ぶ―「失語症」コーナーより

今月号の論文で失語に関するものは、四つであり全体では十三論文であるから三分の一に少しだけ達しない。しかし、内容は、失語の拡散テンソル画像による臨床応用、流暢性失語の症例検討、進行性非流暢性失語三例の臨床検討、伝導性失語の特殊例と多彩で、おもしろい。数こそ減少したが、失語は「高次脳機能研究」誌に必須のテーマであることは間違いない。

ところで、一九〇〇年前後に出版された、失語症のモノグラフの数はびっくりするほどたくさんある。私の家の応接間の書庫の真ん中に「失語症」コーナーがあり、収集した本が並べてある。五十冊は超えていると思う。旅行に出かける時はいつもどれか一冊を選んで鞄に入れて持っていく。以前の編集後記で紹介した、Wilson の本は最も好きな本で、特に大切にして飾ってある。神経内科医には、Wilson 病の発見者として有名な彼が、失語に関心を持っていたことはあまり知られていないが、神経心理学を専門とする者にとってはうれしい事実である。この本も飛行機の中で読んだ覚えがある。Head の Aphasia and kindred disorders は二巻本で量・内容ともに重厚で、その後の失語研究に大きな影響を与えた。それは本の風貌からも十分理解

JCOPY 88002-188

できる。Head は Wilson 同様、英国の伝説的臨床神経学者であるが、現在では感覚障害についての多くの記載のほうが、失語症に関する業績よりずっと有名であると思う。同じ英国ではスコットランドから一八八七年に出版された薄茶色で、品のよい装丁の本が優れた内容を持っている。マンチェスターの Ross が書いた On aphasia という小冊子である。この本は Neary 先生（マンチェスター大学教授、前頭側頭型認知症研究の重鎮）が家にいらっしゃった時にお見せしたら、「話には聞いていたが、初めて見た」とおっしゃっていた。笹沼澄子先生がみえた時に、Schuell の翻訳本 初版（故永江和久先生との共訳）をお見せした。懐かしそうに永江先生についてお話し下さった。この本は、一九八〇年代まで本邦STのバイブルであった。WABを作った Kertesz 先生は何度も私の家にいらっしゃった。最初に奥様と一緒にみえた時、Pick の失文法の本と Goldstein の超皮質性失語について書かれていた本を手に取り、メモまでなさっていた。その時は知らなかったが、その後の Kertesz 先生の Pick complex に関する業績を考えると、今では彼の興味がよくわかる。

さて、今度の旅行にはどの本を持って出かけようかな?

（第三〇巻第三号、二〇一〇年九月）

ＰＤ、ＡＬＳと認知機能障害

これからバルセロナに向かう。明日からパーキンソン病（ＰＤ）における認知機能障害学会が開催され、ポスター発表と座長とが予定されている。当地で四泊する。

ポスター発表は土曜日の朝七時～八時の間で、座長はそのあとの九時半～十一時で長い。発表の内容は、ＰＤの前駆病態とされている「レム期行動異常症における認知機能障害」で、座長はImpulse control disorder（衝動性制御障害）のセッションである。ＰＤのいわゆる四徴候は、静止時振戦などの運動症状であるが、最近各種Non-motor featuresが注目されている。たとえば、自律神経症状、睡眠障害、うつなどで、いずれも目立たず、潜在徴候である点が特徴である。どれも病初期の症状である点が重要である。この学会は正確には、International Congress on Mental Dysfunction and Other Non-motor features in Parkinson's Disease and Related Disordersという名称で、ＭＤＰＤと呼ばれ、今回が第七回目である。二年に一回の会であるから十年以上も前に開始されていたのである。私は前回のドレスデン学会に続いて二回目の参加である。Movement Disordersの代表疾患であるＰＤの、認知機能障害に焦点をあてたこうした学会があるのは何とも頼もしい。

筋萎縮性側索硬化症（ＡＬＳ）も認知症を伴う場合があり、ＡＬＳ-Ｄ、ＡＬＳ／ＭＮＤなどと呼ばれ、前頭側頭型認知症との関連で注目されている。球麻痺型ＡＬＳでは失書が高頻度に生じるという知見も本誌で何回も発表されている。学生の頃、ＡＬＳは、運動系の中心システムである錐体路系が孤立性に障害され他の合併症が少なく見えたので「病気の優等生」と習ったのを覚えているが、これは今見直されつつあるのである。

私たちの検討では、筋強直性ディストロフィーでも表情認知障害などの、認知機能障害が明らかである。Pure autonomic failure と呼ばれる、自律神経症状のみが長期に持続する疾患でもよく検査すると、表情やまなざし認知など、社会的認知障害が示される場合がある。

ＰＤやＡＬＳは、今までとは異なった新しい角度から捉えられなければならない。いわゆる「筋疾患」や「自律神経疾患」も認知機能という面からもう一度見直す必要がある。

私の外来や私の大学の神経内科病棟では、認知症は増える一方であるし、脳卒中はちっとも減少していない。高齢化の社会的背景が大きく関係している。この状況を考慮すれば「高次脳機能障害学」「臨床神経心理学」は今後さらに重要になっていくことは間違いないと思う。

では、出かけます。勉強してきます。

（第三〇巻第四号、二〇一〇年十二月）

第Ⅲ章　チームプレイ

本の監修・編集について

今月号は、第三四回の大宮学術総会一般演題抄録が掲載されて大きなスペースを占領しています。また、冒頭ページには第三五回鹿児島学術総会のご案内が載っています。大宮学会はついこの間のことのように思えますし、鹿児島学会はずいぶん先のことと思っていましたが、もうプログラムの内容の詳細がわかりワクワクした気持ちになります。

ところで昨日本学会の理事のお一人と夕食を共にしました。「先生この頃ずいぶん監修・編集の本を出版なさっていますね」、と言われました。改めて考えてみますと昨年は四冊の本を監修・編集して出版し、現在も数冊の本が出来上がりつつあります。以前は著者として依頼され、原稿を執筆したのですが、この頃出版社から本の監修・編集の依頼を受けることが急に多くなってきました。年をとって、そのような役割を担う立場になったのでしょう。いつまでも若いとは思っていられないのです。そういえば同世代の評論家の友人が、「最近知人の追悼文を書く機会が多くなった」と言っていました。少し複雑な気持ちになります。

本の監修・編集は研究遂行の邪魔になるというお考えで、その種の仕事はしない先生もいらっ

JCOPY 88002-188

しゃいます。その立場を取る意味も理解できますし、そのような先生は多くの原著論文執筆者であることが多く、立派であると思います。

でも私にとって、本の監修・編集は好きな仕事の一つです。神経学、高次脳機能や認知症に関連する本は少なくありません。しかし、研究の進歩も早くて、よい本であっても情報が新しくないと意味がないので、新奇の本が次々に出版される必要があるのだと思います。優れた情報をわかりやすく伝えるために、本の構成を練り、執筆者のラインナップを考えるのはとても楽しい仕事です。専門性を十分考えたつもりでお願いしても、お断りの連絡を受けることもあります。忙しい、というのが最も多い理由です。私も、診療・研究だけでも大忙しの中で、原稿執筆の大変さは承知しています（編集後記の執筆も結構骨が折れます）ので、無理してお願いすることはあまりありません。しかし、この先生にこのテーマで是非書いてほしい、と思うこともあり、執筆「否」のお返事をいただいた後に、改めてお願いの電話をしたことがあります。電話で話して初めて、著者として指名した先生の研究的立場をすっかり誤解していたことがわかりました。監修・編集の仕事は、スリルのある仕事でもあります。

（第三一巻第一号、二〇一一年三月）

古書収集のきっかけ

神経学関連の古書を収集し始めたのは、故伊藤直樹先生の影響である。伊藤先生は、千葉大学に神経内科ができた一九七八年（昭和五三年）十月の創設メンバーのお一人で（私も同様）、米国留学で神経内科のチーフレジデントまで務めた方であり、千葉大学神経内科講師の後に札幌の中村記念病院で副院長をなさっていた。

中村記念病院時代にお宅に伺ったことがある。札幌の伊藤先生の家は大変大きな家なのに、玄関・階段まで本や雑誌が積まれていた。千葉大時代は、伊藤先生も私も東京住まいであったので、一時は大学病院のそばに一緒に部屋を借りていたこともあった。私の最初の原著論文「右同名半盲を伴わない一酸化炭素中毒による非古典型純粋失読」（臨床神経、21：628–636, 1981）は伊藤先生が外来で診断し、病棟医として私が受け持ち、平山惠造教授と伊藤先生に論文執筆のご指導を受けたものである。

その頃の千葉大学は土曜日が休みで、私は金曜日に当直し、土曜日午後に東京の自宅に戻る、という生活であった。東京に帰る時は、ほとんど毎週伊藤先生とご一緒した。総武線の中で受け持ち患者さんの相談をし、神経学のさまざまなことについてのお話を伺った。東京駅に到着すると書店歩き開始であった。まず、日本橋の洋書モノグラフが置いてあるお店に行き、次に神保町・本郷の大書店・古書店を廻った。ほとんど毎週、伊藤先生が北海道にお移りになるまで、少なくとも三年間は続いたと思う。

「一週間で店頭の本が変化するのであろうか？」、と疑問に思う方も多いと思うが、これが変わるのである。勿論平積みの新刊はほとんど変化がないといってよいが、たとえば洋書新刊の回転の速さにはびっくりした。伊藤先生は「一週間に一回は書店巡りをしなければ、神経学の進歩にはとてもついて行けないであろう」と繰り返しおっしゃっていたので、若かった私は「そうなのだ」と納得し、それに従って毎週お伴をしていたのである。

もう一つ気がついたことがある。古書店の店頭には、その店の保有する本がすべて並べてあるわけではない、ということである。古書店主は何も言わず客のとる本をさりげなく眺め、伊藤先生と私の会話を素知らぬ顔で、何となくでも実はちゃんと聞いていたのである。伊藤先生が古書店内で教えてくれたSAK Wilsonの教科書が三週間くらい後に、隅っこに置いてあったり、JH Jacksonの業績集が別の場所にそっと並んでいたりしたのである。

そして私は、いつの間にか大量の神経学関連古書を購入し、伊藤先生と同じくらいの蔵書家になってしまったのである。

収集古書の詳細についてはそのうちに書くことにしたい。

（第三一巻第二号、二〇一一年六月）

JCOPY 88002-188

恩師平山惠造先生と神経症候学

「編集後記」についての感想を時々もらうことがある。学術総会などで、「先生あのこと同感です」などと言われると、嬉しい。

しかし、昨日いただいた感想は、私にとって特別に意味があるものであった。平山惠造先生から、何年かぶりに一通の封筒が届いた。昼食後に、秘書さんから直接受け取ったが、昭和大学あての表の文字を見て一瞬で平山先生からであることがわかった。達筆でリズム感のある筆跡はずーっと同じである。平山先生の母指さがし試験論文別刷、それにその号に私が書いた某誌の「あとがき」コピィーが入っていた。コピィーの上の隙間に、「貴君の「あとがき」に賛辞を送りつつ別刷を進呈します。私の意図するところを的確にとらえてくれたこと望外の喜びです」、とやはりリズム感のあるいつもの文字で書いてあった。

平山惠造先生は千葉大学名誉教授であり、神経学を一から教えてくださった私の恩師である。神経内科を志したのも平山先生の「神経症候学」（文光堂）を大学時代に、先輩に勧められて読んだのがきっかけであった。平山先生は弟子に厳しく、あまり褒めることはしなかった。十五

JCOPY 88002-188

年間ご一緒したが、褒められた記憶はほとんどない。それからさらに、十五年以上たった今いただいた、上記平山先生のお言葉を心から嬉しいと感じる。昨日から何度も何度も、また今も先生の文字を眺めている。

ところで、今年二〇一一年はPierre Paul BrocaのLeborgne報告から、ちょうど百五十年目の年。また、John Hughlings Jackson没後百年にもあたる。Jacksonの失語に関する最初の論文は、彼の業績集にも全文が掲載されていないこともあり、あまり読まれていない。彼が故郷のヨークからロンドンに出てきて神経疾患患者の診療に従事して三年目に若干二九歳でまとめた論文である。この論文は「London Hospitalの内科および外科スタッフによる臨床講義と報告　第一巻」に載っており、「言葉の喪失（Loss of speech）。それと心臓弁膜疾患、右片麻痺との関連─嗅覚欠損─ヒョレアにおける言葉の欠損─てんかんにおける動脈支配領域」という長文題名が付いている。一八六四年の出版である。この本は私が最も大切にしている蔵書の一つである。この論文には三四例の失語症例の病歴と考察が書かれている。随所にBrocaが引用され、彼に対する敬意が示されていてほほえましいぐらいである。このことはあまり知られていない。むしろ、Jacksonは後に徐徐にBrocaに対して批判的になり、彼独特の失語理論を生み出していったことのほうが有名である。Jackson は長年にわたり、Broca 理論と格闘したことは容易に想像できる。

Jackson と自分を比較するのはおこがましいが、Jackson が Broca 理論と格闘したように、私が平山惠造先生の神経症候学と長年にわたり格闘してきて、現在もそれを続けていることは事実である。

まだまだ恩師を越えられないが、平山先生の「あとがき」へのコメントを部屋に飾り、さらに精進する糧にしたいと思う。

（第三一巻第三号、二〇一一年九月）

JCOPY 88002-188

チームプレイ

ついこの間、鹿児島学術総会シンポジウムで発表と司会をしてホッとしたばかりなのに、本号の最初に来年の学術総会の案内が掲載されていてびっくりしました。あっという間に時間は過ぎていきます。来年は宇都宮での学術総会で、会長は藤田郁代先生ですから、たぶん言語などのコミュニケーションについての企画が多く組まれると思います。鹿児島学術総会では、たくさんの演題が集まり、参加人数も多く、特別に盛会であったのは何よりでした。個人的には私の編集した本が出版され（高次脳機能障害Q＆A「基礎編」「症候編」新興医学出版社）、二つの本屋さんの両方に展示され、皆様にお披露目できたことがとても嬉しく思い出されます。本の出版は大変な作業で編集の私だけの努力で達成できるものでは勿論なく、執筆の先生や、出版社・印刷所の方々の力があってこそできるものです。不思議なことに、必ずと言っていいくらい、出版直前に素早く対応しなければいけないことが起こり、それをきちんと解決するためにはチームプレイが必要になります。これは医療現場のチームプレイともよく似ています。

この本を編集しているときにも、また鹿児島学術総会で演題を聴いていていて改めて気が付いたのですが、高次脳機能障害の背景病態が年々広がっています。症候は健忘、遂行機能障害、さらに社会的認知機能障害まで広がり、失語・失行・失認症候だけを対象にした高次脳機能障害の本は今ではもう作れないかもしれません。

病気の原因も拡大しつつあります。十年ほど前は、高次脳機能障害の原因は何と言っても脳卒中でした。しかし、鹿児島学術総会では、アルツハイマー病や前頭側頭葉変性症をはじめとする変性性疾患のみならず、多発性硬化症などの脱髄性疾患や、外傷、筋症状を主体とする筋緊張性ジストロフィー、各種発達障害などについての発表がみられました。運動障害が中心症状と思われていた、筋萎縮性側索硬化症やパーキンソン病の認知機能障害についても多くの検討がみられ、大切なデータがいくつもの施設から提出されていました。

広く大脳全体を扱い、現在でも会員は学際的である本学会は、今後益々大きな広がりを持ち、拡大すると思います。病院では今、「チーム医療」という言葉が流行しています。本学会もこれから今まで以上のチームプレイが必要になっていくことと思います。

（第三一巻第四号、二〇一一年十二月）

JCOPY 88002-188

東日本大震災

昨年の今日は金曜日でした。午後東病院一階の部屋にいて、週末の予定をチェックしていたときに、私も大きな揺れを感じ、ただ事でないことがすぐにわかりました。待合室に残っていた外来受診の方々がおおむねお帰りになることができたのはもう二十時頃であったと思います。昭和大学病院附属東病院は中原街道沿いですので、多くの方々が、さまざまな服装で、色々な荷物を持って、五反田方面から横浜方面に街道の歩道を歩いていらっしゃるのが見えました。長い長い行列でした。人と人との間をくぐって、隣の中央棟に行ってみました。こちらには、五十人ほどの外来受診・ご家族の方々がまだ残っていました。事務の方々、看護師さんたちと共に、炊き出し、毛布の確保など大忙しで、病院ビルの点検など大量の仕事が残っていました。深夜にはおおむね点検作業を終え、病院に残っていたすべての外来受診・ご家族の方々も自宅に向かってお帰りになりました。翌朝八時に、病院スタッフは改めて全員集合し、前日のさまざまな事柄の確認と今後の対応について話し合いました。

昭和大学病院、附属東病院には大きな被害が無かったのは幸いでしたが、刻々とテレビに報道される大きな惨事に心が痛み、恐怖を感じました。昭和大学病院では、まず救急救命センターの医師を中心に、医療支援隊が組織され一週間ほど被災地に滞在しました。その後、副院長が核となりかなり長い間岩手県に医療支援隊を派遣しました。私自身は被災地には行けずに、もっぱら被災地に向かうスタッフのお見送りとお迎えの繰り返しでした。しかし、派遣されたスタッフからたくさんの話しを聞き、多くの情報を得て、被害の重大さに身を震わせました。被災地の方々が安心して生活できることを心から願い、御霊（みたま）には追悼の言葉をお伝えしたいと思います。

ちょうど一年たった今日、この一年間に私が学んだことを振り返ってみました。私自身が被災地になしたことがほとんどないことをとても残念に思います。

一方、私の後輩の脳外科医は、パートナーと共に東北地方のある町にクリニックを構え、週末は毎週、今でもそこで診療しています。全くのボランティアだそうです。また、私の所属している市民オーケストラは泊りがけで被災地に出かけ、演奏会を開催し、心の交流をしてきました。多くの日本国民が同様に被災地に向かった中で特別なことではありませんが、私がいつも仕事や趣味で一緒に活動している多くの仲間達が小さな社会貢献をして、現在もそれを続けていることを誇りに思います。

私もいつか、「日本の再生のために医療人として使命を果たした」、という実感を得たいと心から願っています。

（第三二巻第一号、二〇一二年三月）

JCOPY 88002-188

人生に必要なこと

ロバート・フルガム著・池　央耿訳、「人生に必要な知恵はすべて幼稚園の砂場で学んだ All I Really Need to Know I Learned in Kindergarten」（河出書房新社、一九九六年）から引用します。

何でもみんなで分け合うこと。
ずるをしないこと。
人をぶたないこと。
使ったものはかならずもとのところに戻すこと。
ちらかしたら自分で後片づけすること。
人のものに手を出さないこと。
誰かを傷つけたら、ごめんなさい、と言うこと。
食事の前には手を洗うこと。
トイレに行ったらちゃんと水を流すこと。
焼きたてのクッキーと冷たいミルクは体にいい。

釣り合いのとれた生活をすること―毎日、少しずつ勉強し、少し考え、少し絵を描き、歌い、踊り、遊び、そして、少し働くこと。

毎日必ず昼寝をすること。

表に出るときは車に気をつけ、手をつないで、はなればなれにならないようにすること。

不思議だな、と思う気持ちを大切にすること。

私の妻は幼稚園の園長で、大学で「幼児教育」の講義をしています。

彼女から教えてもらった本です。

医学部での教育も、幼児教育も、もしかしたらメディカルスタッフの教育も原点は皆同じなのかもしれません。もう一度フルガムさんの言葉から学びたいと思っています。

(第三二巻第二号、二〇一二年六月)

JCOPY 88002-188

チーム医療の重要性

本号も厚い。昨年の学術総会のシンポジウムが四企画、それに原著論文が五本掲載されているので厚くならざるを得ない。内容もさまざまであるが、シンポジウム・原著の著者は、リハビリテーション医、神経内科医、精神科医、ＳＴ、心理学者と多彩で、学際的である。

日本高次脳機能障害学会の会員背景は元々ＳＴが最も多かった。以前は日本失語症学会、さらにその前には日本失語症研究会と称されていたこともその理由の一つであったかもしれない。私は第三回の日本失語症研究会に初めて参加し、口頭発表した。大学を卒業して三年目であったと思う。抄録集はわら半紙をホッチキスで綴じたような貧弱なもので、演題数も少なく、そのために発表・討論時間は今よりずっと長かった。発表者の多くはＳＴで、それに交じって神経内科医と精神科医が少し、という感じであった。現在の学術総会とは全く異なった、かわいらしい研究会であった。対象疾患も脳卒中がほとんどであった。

私自身も長く脳卒中患者を対象として、失語・失行・失認など高次脳機能障害の症候学・脳内機構解明・治療法の検討を行ってきたが、最近では認知症患者もたくさん診るようになった。

高次脳機能障害というと失語・失行・失認の研究とイコールであった時代もあった。しかし、最近では心理学・神経生理学・画像研究などがこの分野に参入し、研究の幅は急激に拡大して、さらにそれらが脳研究の中心としての位置を獲得しつつある。シンポジウムⅢのアウェアネスの問題や今年第三六回のシンポジウム企画である、ノンバーバルコミュニケーションに関係する、社会的認知機能までが神経疾患を基底にして捉えられるようになり、それらは神経学からも精神医学からも検討され、リハビリテーションからのアプローチもなされている。

ところで、昨今の話題であるが、二〇一二年七月六日、厚労省は「専門医の在り方に関する検討会」の中間報告を公表した。中間報告では、学会が認定する現行の専門医制度を、中立的な第三者機関が認定する制度に変更することのほか、「総合医（総合診療医）」の追加や、各診療領域の専門医の養成数を管理・調整する方針などが示されている。

新たな問題として、神経内科医と総合診療医の診療上の業務分担が今後必要になる可能性がある。私たち神経内科医は常に、神経内科医はいかにあるべきか、何をなすべきかと問い続けて行かなければならないと考える。その中で大切なことは、神経内科医が精神科医や総合内科医、さらにＳＴなどのメディカル・スタッフとのチーム医療を健全に遂行することである、と思う。健全な医療システムを想定すると、診療科を超えた共通認識が必須の条件として見えてくる。

さまざまな立場の人々が集合している日本高次脳機能障害学会が、今後のチーム医療実現の起点の一つになればよい、と心から願っている。

（第三二巻第三号、二〇一二年九月）

JCOPY 88002-188

神経内科医と精神科医

本学会はもう少しで会員が五千人に達する。医学関連領域学会で会員が五千人というとかなり大きな学会である。もともと日本失語症学会（その前は研究会）として発足したこともあり、構成メンバーにはＳＴやＯＴなどのリハビリテーション関連のメディカルスタッフが最も多いと思う。リハビリテーション科の医師メンバーも多数を占めるが、医師の中で多いのは神経内科医と精神科医である。

神経内科医は、脳卒中・アルツハイマー病などや認知症・パーキンソン病などの変性疾患や脊髄・末梢神経疾患を扱い、頭痛やめまい・しびれ、それに最近ではてんかんにも大きくかかわるようになっている。一方、精神科では、統合失調症・気分障害・発達障害などを扱うが、認知症やてんかんは神経内科との重複病態である。神経内科医と精神科医が一緒に学術総会に出席することは案外少なく、その意味でも本学会は貴重である。先月の宇都宮学会では、「ノンバーバル・コミュニケーション」「進行性失語」の二つがシンポジウムテーマであったが、司会や発表者は神経内科医と精神科医とがほぼ同人数いたと思う。

JCOPY 88002-188

本学会と比べ小規模ではあるが、日本神経精神医学会という学会があり、今月初め（正確に言えば二〇一二年十二月七・八日）に、私が務めている昭和大学上條講堂で第一七回の学術総会を開催した。シンポジウムはやはり二つで、一つが「認知症の治療」、もう一つは「てんかんの新しいパースペクティブ」であり、神経内科医と精神科医とがちょうど半分ずつになるように演者を選定した。画像所見や脳波・認知機能テストなどの検査データの解釈で両者が対立することはほとんどなかったが、臨床症候のとらえ方は相当異なっていた。総じて神経内科医はまずエレメンタリィーな障害を着実に検証し、おおざっぱに言えばボトムアップ的思考をするタイプが多い。逆に精神科医は、魅力的な仮説から、たとえば、幻覚妄想病態を解釈し、いわばトップダウン的な考察をしばしばする。もちろん、この二つの立場は車の両輪のように、共になくてはならない思考形態であるが、これらがぶつかると極めて魅力的な議論に発展する。

この学術総会を無事終えて、九日朝に成田を出発し、今はインドのハイデラバードにいる。WFN（World Federation of Neurology）の Research Group on Aphasia and Cognitive Disorders のミーティングで、大学院生の杉本あずさ・二村明徳（あきのり）両君と一緒である。このグループのメンバーも神経内科医と精神科医がほぼ半分ずつである。私たちの発表内容は、認知症関連・てんかん・頭頂葉病変による運動失調で、前述の学会同様の精神科医たちとのディスカッションができることをとても楽しみにしている。
（第三二巻第四号、二〇一二年十二月）

JCOPY 88002-188

『こころの時間』学

アルツハイマー病の中核症状は、健忘、見当識障害、遂行機能障害、失語・失行・失認など、とされる。見当識は「場所」と「時」で検査されることが多い。「場所」認知の神経基盤はこの二十年間で大きな進歩があり、病変例・アクチベーション・スタディー・サルを対象とした神経生理学的研究でも共通の脳部位の重要性が指摘され、追試研究も多く、本誌でもしばしば取り上げられるテーマの一つになっている。一方、「時間」認知の神経基盤については十分な見解の一致はまだない。「時間」認知は残された、脳科学の重要テーマの一つであると感ずる。

本号に掲載されている、黒崎芳子・寺澤悠理・梅田 聡先生の論文「予測的時間評価における前頭葉の関与」は、本誌に掲載されてきた多くの論文の中で突出した特徴を持っている。「こころの時間」をテーマにしているからである。この論文を読み、「時間」認知障害は重要な高次脳機能障害であり、「時間」認知研究は臨床神経心理学の大切なテーマであることを改めて確認できた。

「時間」認知の問題は、これまで哲学者、文学者、宗教家の扱うテーマであった。あるいは他方では、物理学者の仕事であるともされてきた。「時間に追われ、束縛される」というとき、

JCOPY 88002-188

私たちは時間という名のついた〝もの〟によって追われ、束縛されている。しかし、この「時間」という名前の〝もの〟は本当に実在するのであろうか？　この問題は多くの哲学者や文学者によって考察されてきたが、「それは存在しない」と結論されてきたことが多い。脳科学から、改めてこの問題を検討する必要がある。現時点では、海馬、前頭前野、大脳基底核、小脳などが「時間」認知関連脳部位として、有力候補であろう。

私自身も、二十歳前に「時間」認知に興味を持った。「時間」について書かれた本に、『私たちは死の問題を、意識の底に封印している』と、書かれていて、恐怖を覚えた。私たちの生の時間には限りがあり、そのあとに続く死の時間は無限である。さらにそのかなたには、何かあるかもしれないし、何もないかもしれない。「時間」について関心を持つと、未来に自分自身の死があることに改めて気づくことになるのかもしれない。

最近私は、「時間」認知の機構に改めて興味を持ち始めた。「こころの時間」学という名前を付け、多方面の友人と研究を開始した。二十歳になる前に疑問に思ったことに、四十年間の経験が生かされることを祈りつつ改めて、「時間」について考えてみたいと思っている。

（第三三巻第一号、二〇一三年三月）

失われた時を求めて

ちょうど百年前の一九一三年、齋藤茂吉が最初の歌集「赤光」を出版した。この年は遠く欧州では、マルセル・プルーストの「失われた時を求めて」出版の年でもある。

マルセル・プルーストの父親エドリアン・プルーストはシャルコーの同僚で、パリ大学医学部衛生学教授の要職にあった。マルセルが喘息持ちであったことはよく知られているが、当時喘息がてんかんや片頭痛と同様に、神経疾患として考えられ、神経内科医が診ていたことはあまり知られていない。たぶん、てんかんと似た発作性疾患で重積する場合もあるので、神経疾患の中で捉えられていたのであろう。実際マルセルはシャルコー門下のそうそうたる神経内科医の診療を受けている。たとえば、プルーストが亡くなった時、最後に彼を診たのはかのバビンスキーであった、という。「失われた時を求めて」は、喘息治療のために入院した時の主治医ソリエの影響が強いという説がある。ソリエは、世界で最初の臨床神経心理学者ともいわれ、二冊の健忘関連モノグラフを残している。「失われた時を求めて」は、健忘を介して「こころの時間」学を学ぶことができる重要資料でもある。この本を読めば、文学から神経学に向かうことができると思う。

一方、精神医学からも文学に向かうことができるかもしれない。それは、茂吉の多くの歌の中に見出せる。たとえば「せまき処に Paul Broca の像ありき fondateur の文字を刻しき」などは、その典型例とも言える。fondateur とは始祖という意味の仏語で、この歌はブローカを、大脳皮質における機能同価論を機能局在論に転換した始祖として茂吉流に評価した歌である。

茂吉の学位論文は、一九二三年に発表されたもので内容は進行性麻痺（脳梅毒）に関する研究であった。長文の論文には、Hideyo Noguchi の脳組織からシュピイロヘーター発見の論文が堂々と引用されている。野口のノーベル賞にも値するこの業績も、一九一三年の発表であった。

高次脳機能研究を扱う臨床家も研究者もこれから、さらに多領域の複合的な立場が双方向的に交流する必要がある。本号表紙の論文タイトルの複合的内容を見て、多彩な立場の著者の羅列を拝見し、一世紀前のことを想った。

（第三三巻第二号、二〇一三年六月）

JCOPY 88002-188

進行性失語

本号のシンポジウム論文五本と座長記は、「進行性失語」に関するものである。概念、評価法は大切で、簡潔なレヴューが優れた著者らによってなされていて勉強になる。

私自身は、「進行性失語」の症候学と病理診断に特に興味を持っている。症候学的に特に大切な点は、脳卒中で起こる失語症状との対比である。発語失行（失構音）が初発で持続・進行した私が診ていた患者さんは、左中心前回下部病変の梗塞病変例とほとんど同じ症候を呈した。しかし、この方は話しにくさが徐々に始まり、進行したので、その原因は歯科疾患にあると思っており、三年半も歯科治療を続けていた点が特徴的であった。このようなことは脳卒中では起こり得ないと思う。"logopenic"型原発性進行性失語は伝導性失語との類似性がよく問題になる。しかし、"logopenic"型原発性進行性失語、と私が思っている患者さんの病像は、左縁上回病変で起こる典型的伝導性失語とはかなり異なっている。十分な観察をさらに続けて両者の関係を明らかにしたいと考えている。神経内科医の立場からこの点を明らかにする方法は、症候学的アプローチが最も適当である、とも思っている。自発話の特徴を捉え、物品の呼称、復

JCOPY 88002-188

唱、読み書き障害のパターンなど、ごく普通の診察から始めて、誤反応の特徴を脳梗塞による伝導性失語の症候を思い出しながら比較し、詳細に分析するための工夫が何より重要である。

私たちの教室で「進行性失語」で発症し、剖検が得られ、病理診断ができた患者さんは三人いる。それぞれの病理診断は、Pick 球が見られた Pick 病、FTLD-Tau、FTLD-TDP Type C である。PNFAはタウオパチー、SDではTDP43プロテイノパチーが多いという論文が多いが、私たちの経験もそれと矛盾しない。MRIや脳血流SPECT所見ももちろん診断上参考になるが、神経病理学的観点から「進行性失語」を捉えることは極めて重要であり、新奇の事実がさらに明らかになる可能性もある。

本号「進行性失語」関連論文著者は、神経内科医、精神科医、心療内科医、病理診断医、言語聴覚士と多彩である。失語症を初めとした、高次脳機能障害患者さんは最もチーム医療を必要としている人たちである。一方で、チームを組んで医療を行うことは困難を伴うことも事実である。本学会の会員が模範となって、患者さんのために多職種が一丸となって、医療を実践していくことを期待したい。

（第三三巻第三号、二〇一三年九月）

JCOPY 88002-188

シャルコーとシャンパン

Cordon Rouge というシャンパンをパソコンの前において、これを書いています。大切にしているシャンパングラスで、大切な時に、大切な人とこのシャンパンをあけ、杯を交わしたいと思っています。

先日、医局忘年会を開きました。来年春から新しい昭和大学附属病院が新設され、多くのメンバーがそこに移動することになり、私たちの医局体制が大きく変化することもあり、たくさんの医局員とOBが集まりました。大学附属病院だけでも四つになり、それぞれの病院に五人から十人以上の神経内科医が勤務し、診療・研究・教育を行うことになります。メンバーのほとんどは私が教授になってから入局した人であり、開会の挨拶で皆の顔を見て「ずいぶん大勢が集まってくれたな」という感慨を覚えました。会の前に行う研究会の内容は、新人の症例報告と中堅の研究発表でしたが、一つは学会の推薦論文で、もう一つは英文論文として印刷中のものであり、医局の学術的レベルは私が教授になった十三年前と比べて大きく成長していると感じることができ、幸せでした。

JCOPY 88002-188

しかし、何より嬉しかったのは恒例のビンゴ・ゲームの時でした。わりに早くビンゴであったので、商品をもらいに行くと、東病院神経内科病棟医長のKさんが、冒頭に述べたフランス産のシャンパンと一枚の写真をくれ、皆に商品内容を説明してくれました。写真には大きな船と二人のひげ面の男が一面の雪の上に机を組み立て、椅子に座ってシャンパンを飲んでいる姿が映っています。そのシャンパンがビンゴ商品のシャンパンと同じものであるそうです。白黒写真の左側の新聞を読んでいる男は、ジャン・バプチスト・シャルコーだそうです。この人は、神経学の祖、ジャン・マルタン・シャルコーの息子さんで、医師でしたが、極地科学者として、二十世紀の初めに南極に調査に行ったり、北極を探検した人です。アイスランドで海難事故にあい六九歳でなくなりました。フランスでは父親より有名で、愛船〝Pourquoi-Pas〟と一緒に切手にもなっています。私が医学史に興味を持っていること、お酒が好きであることを知っている医局員が、ビンゴの商品として私用に選んでくれたのがこのシャンパンだったのです。

〝Pourquoi-Pas〟というのは日本語では、〝なぜいけないの?〟という意味であることを、以前聞いたことがあります。父シャルコーが発した言葉であったと言われています。また、父親に反抗して、医学の道を捨てて探検家になったのが〝なぜいけないの?〟ということも命名の理由の一つであったかもしれない、とも言われています。

そろそろ、私の大学医局での仕事もひと段落します。探検家、というわけにはいかないと思いますが、来年二〇一四年は次の準備をする年になります。現在から未来に進む時に、このシャンパンを準備したいと考えています。

（第三三巻第四号、二〇一三年十二月）

病院長、そして編集委員長として

昨年キャロライン・ケネディー氏が米国大使として就任し、ちょうど五十年前（一九六三年、昭和三八年）のケネディー大統領暗殺の模様がさかんにテレビ報道されました。この時が初の日米間テレビ中継であったこともあり、この映像は私を含めた多くの同世代の方々の目に焼き付いているはずです。長女のキャロラインさんは、不幸な出来事を乗り越えて、すばらしい能力をお持ちの方のように見えます。

彼女の大使としてのヴィジョンを報道で知りました。重要項目の一つに、日本における女性雇用状況の改善促進があります。病院は、たくさんの看護師さんが働いていることもあり、もともと女性の多い職場です。それに加え私の勤めている昭和大学病院附属東病院には、眼科、皮膚科など多くの女性医師が力を発揮している診療科があります。内科系医師も徐々に女性の比率が高くなっています。

東病院長として今、医療安全や感染症防止対策に多忙です。この四月からさらに三年間病院長として働くことになりました。この病院をもっと良い病院にしたいと考え、あれこれと模索し、さまざまな立場の方々と相談しています。今日は医療安全担当の師長さんと相談する予定

JCOPY 88002-188

です。少しでも女性に優しい病院を目指すことを、病院目標の一つとして掲げたいと思います。

この編集後記の下に、「本学会誌は一九八一年一月二五日に……として創刊され……」という文章に気が付かれた読者も多いと思います。本号から、「高次脳機能研究（旧 失語症研究）」を「高次脳機能研究」と改称したのが理由です。表紙の雰囲気が少し変わったかもしれません。以前は、本誌の内容は失語症をはじめとする言語症候に関する論文が多く、ほとんどすべて失語症関連論文が掲載された号もあります。著者は、神経内科医や精神科医以上にSTが多かったと思います。だんだんと、OTなどST以外のリハビリテーション関連の方々や、心理畑の方々の執筆も増え、したがってこの雑誌は広範な内容を持つ雑誌に変化してきました。

振り返ってみると、病院長も編集長も突然のご依頼でした。気軽にお引き受けしたのですが、その難しさが時を経るごとにわかってきました。私自身の医師としての基底には神経学があり、中でもこの雑誌の多くの論文内容である臨床神経心理学が中核です。もう少し編集長としてお勤めします。誠実に職務を果し雑誌の前進を図りたい、と考えております。何より、多くの方々からの投稿をお待ち申し上げます。

（第三四巻第一号、二〇一四年三月）

JCOPY 88002-188

漢字が書けない

忘れられない患者さんはたくさんいるが、この方もその一人である。漢字仮名問題に興味を持っていて、それに関するデータを集めていた時に、「漢字が書けなくなった」という主訴の女性が日記帳をもって訪ねてきた。その時、外来で初診を診ていた神経内科医は少なくとも三人はいたはずであり、彼女との出会いはかなり偶然性が高い。すぐに画像をとり、予想通り左側頭後頭葉に異常が見つかった。近医では、「漢字が書けない」という主訴は全く相手にされず、紹介状にはヒステリーかもしれない、と書かれていた。画像から血管腫が疑われ、脳外科手術でうまく摘出でき、左側頭後頭葉への腫瘍による圧迫が取れた。手術後患者さんの「漢字が書けなくなった」という症状は見事に消失し、一時仮名ばかりであった日記帳にも漢字が戻ったのを見せてもらった時に、患者さんと一緒に大喜びした。

珍しいケースでもあり、手術前後の神経心理学的データもきちんととれていたので、論文をまとめて英文誌に症例報告として投稿した(Kawamura M, et al. JNNP, 50：1125–1129, 1987)。査読はすぐになされ、好意的なコメントをいただいた。しかし漢字仮名の理解は欧米人にはなかなかなか難しく、その部分をイントロダクションや考察に加えることが指示されていた。指示通りに修正したが文字数がだいぶ増えてしまい、一例の報告であるのに原著論文風に書き変えざるを得なかった。出版された時にはちゃんと原著として扱われており、ちょっと得した気がした。

この論文の別冊請求はたぶん百通を超えていたと思う。この論文出版を機会に、勤務していた病院を中心に、多くの脳外科医・神経内科医が類似症例をどんどん紹介してくれ、漢字仮名の脳内機構を研究することができた。特に、左手の漢字の失書症例（Kawamura M, et al. Brain, 112：1011-1018, 1989）との出会いを懐かしく思い出すことができる。豊富な話題を持った方であったが、シベリア抑留の時のお話しは特に印象に残っている。優しい奥様がいつもついていて、患者さんの身の回りはとても清潔であった。しばらくして亡くなったが、この奥様は、解剖の希望を積極的に受け入れてくださった。稀少な剖検例として、これからも神経文字学研究者に大切な情報を与えてくれると思う。

最近、研究の機会を与えてくださった患者さん、それに患者さんとの出会いを与えてくれた友人達、さらに診療のチャンスに恵まれた「偶然」にも心から感謝したいと感ずることが多い。

（第三四巻第二号、二〇一四年六月）

JCOPY 88002-188

聴覚性失認―歌が歌えない

Aさんも忘れられない患者さんの一人です。六十歳代の右利きの男性。二回目の脳梗塞で、失語になりました。ウェルニッケ失語です。言語理解の障害が明らかで、発話には錯語もみられました。読み書きにももちろん障害がみられました。しかし、失語症状はどんどん良くなり、発症してしばらくたつと錯語はなくなり、文字も読めるようになりました。診察は筆談で行いました。目を閉じてもらい、ハサミを使って音を出すと、「鈴の音」と間違っていますが、即座に答えました。そろばんを振って音を出すと、「ハサミの音」と答えました。ハサミを見せ、そろばんを見せると、すぐに「ハサミ」「そろばん」と正答しました。耳鼻科で純音聴力検査をお願いしても正常でした。聴性脳幹反応（Auditory Brainstem Response；ABR）も正常。一方、語音弁別・環境音認知・母音弁別検査では明らかな障害がみられました。

詳しく検査すると、語音弁別障害、環境音認知障害、童謡をテープで聴かせても曲名を答えることができず、音楽の認知にも明らかな異常がみられ、聴覚性失認と診断しました。MRI病変は両側側頭頭頂葉にみられました。

Aさんはもともと流行歌を歌うことが好きでした。職場の替え歌コンクールに出演した時のテープが残っていましたので、奥様から拝借し、このテープを聴いていただきました。病前には見事な歌唱力であったことが誰にでもわかるテープでした。聴覚性失認の方で、何とか歌を歌うことができたのは、この方だけです。ほかの方は皆、「歌えない」と言って歌ってくれませんでした。Aさんは病気になった後、歌唱力の低下が明らかでしたが、頑張って歌おうとしてくれました。

Aさんに出会って、とても不思議だなと思ったことがあったのをよく覚えています。第一に聴覚性失認という症状の特異性が不思議でした。音刺激を提示すると、間違った答えを即答し、聴こえないのではないことがわかりました。構音も当初はあまり異常がなかったのですが、徐々に崩れていきました。これは、自分の発した言葉がちゃんと聴こえないために、発話における聴覚性のフィードバック機構が働かなくなったためかもしれません。雷の音がしても身動きもせず、看護師さんがおかしいと思った、ということもありました。

もう一つ、前記の病前の歌唱テープを聴いていただいた時の反応がいまだに不思議です。このテープを聴いてもらった時、Aさんは、いつも涙を流しました。確認すると、病前の自分が歌っていることはわかっていました。もしかしたら、歌えた時を思い出して悲しかったのかもしれません。でも私には、Aさんはテープを聴いて、自分が歌っていると気が付く以前から、涙を流しているようにみえました。Aさんは間もなく心臓の病気で亡くなりました。この点を詳しく調べる機会はありませんでした。しかし、私は、Aさんにみられたこの現象は、音楽を聴くシステムと情動系との直接ルートがあることを示唆しているのかも知れない、とひそかに思っています。

（第三四巻第三号、二〇一四年九月）

JCOPY 88002-188

高齢者てんかん

十年前の本誌掲載の論文が今役に立っています（緑川　晶、吉村菜穂子、河村　満：てんかん性健忘．高次脳機能研究、24：139-146, 2004）。患者さんは、海外旅行など大事な出来事を憶えていない、ということでご家族と一緒に来院した五十代の女性でした。初診の時に認知症ではないか、とお姉様がおっしゃっていたのを記憶しております。頑固な性格になってしまった、というご家族の訴えもありました。健忘の特徴は第一に、覚えたことを一〜二週間は保持できるが、四週間後には忘れてしまうという点でした。また児童期・青年期までの記憶は良好でしたが、成人期以降になると顕著な低下がみられ、二十年以上の長期にわたる逆向性健忘もみられました。さらに、健忘発作のエピソードも明らかでした。診断に苦慮しましたが、てんかん性健忘と診断し抗てんかん薬投与で健忘症状や性格変化が明らかに改善しましたので、学会で発表し本誌に論文として投稿し、掲載していただきました。その後、もうお一人の似た患者さんを経験し健忘の内容を検討し、治療経過を示しました（Midorikawa A, Kawamura M：Recovery of long-term anterograde amnesia, but not retrograde amnesia, after initiation of an anti-epileptic drug in a case of transient epileptic amnesia. Neurocase, 13：385-389, 2007)。てんかん性健忘のこのお二人の経験から、記憶保持のメカニズムを探ったこともあります(緑川晶、河村　満：記憶保持のメカニズム．Brain and Nerve, 60：855-860, 2008)。十年前私たちは、脳卒中や認知症の患者さんを主に診ていました。この頃の私たちはてんかん診療の経験が決して多くはなく、てんかんと健忘が関連することがあるということをとても新鮮に感じていました。

ところが最近てんかんの患者さんをしばしば診るようになりました。教授回診では、毎週のようにてんかん新患患者さんプレゼンテーションがあります。高齢者の、特に初発のてんかんが増えていることは確実です。発作型は、大部分が手足のけいれんがみられない部分てんかんです。病名を告げると患者さんやご家族は必ずと言っていいほど、子供のころにけいれんの既往がない、家族歴もみられない、とおっしゃいます。それでも高齢者にてんかんが初発することがあることを説明して理解していただきます。十年前に書いた論文の内容を思い出して、てんかんと健忘の関係についても説明いたします。治療反応性がよいのが高齢者てんかんの特徴です。高齢者てんかんのバックにある疾患は脳梗塞などの血管障害が多いのですが、アルツハイマー病などの認知症が背景病態であることもあります。物忘れが進行したようにも見えるので、ご家族は認知症かもしれないと思って物忘れ外来を受診する場合もあります。物忘れ外来を受診した一五八例のうち四三例に脳波異常（temporal spike）がみられたという最近の報告もあります（塩崎一昌ら：もの忘れ外来受診者における脳波異常（temporal spike）の出現頻度とその症状について．老年精神医学誌、24：273-280, 2013）。

高齢者てんかん増加の背景にあるのはたぶん本邦社会の高齢化でしょう。高齢化によって、脳梗塞、認知症だけでなくてんかんも増加しているのです。健忘・認知症・高次脳機能障害の背景病態として、てんかんも忘れてはならないのです。

（第三四巻第四号、二〇一四年十二月）

教授退任にあたって

二〇一五年三月に神経内科教授・診療科長を退任いたしますが、昭和大学病院附属東病院長の任期がまだ残っており、東病院院長室でしばらくの間仕事を継続いたします。また文部科学省新学術領域「こころの時間学」研究も計画班員として続け、本誌の編集長ももう少し続けさせていただきます。

節目の時に私の履歴を振り返りたいと考えます。一九九四年（平成六年）二月に、前神経内科教授　故杉田幸二郎先生主宰の神経内科に助教授として、前任地の千葉大学神経内科（平山惠造教授）から赴任いたしました。卒業は横浜市立大学ですが、神経学を志し、母校には神経内科がなかったために千葉大学に新設された教室に入局させていただきました。昭和大学を含め三つの大学勤務の経験は偶然ですが、特に国立・公立・私立大学のすべてに勤務したことで視野が広がり、後に非常に有益でした。

昭和大学神経内科教授に就任した十四年前（二〇〇一年、平成十三年）に私が掲げた教室の二本の柱は「高次脳機能障害」と「神経救急」でした。最近ようやく当科における診療場面でも、研究面にもこのことが徹底してきました。昭和大学附属藤が丘病院、北部病院それに江東豊洲病院にも、旗の台で一緒に働いた仲間が大勢勤務しています。「高次脳機能障害」は認知症診療に、「神経救急」は脳卒中診療に結び付きました。

二〇〇八年(平成二十年)四月から、昭和大学病院附属東病院長に就き、有賀 徹昭和大学病院長と共に昭和大学病院の運営に当たりました。ちょうど定年を迎える時に、私の勤務する東病院と昭和大学病院とが統合して、一つの病院として新たに出直す企画が成立しました。明日は昭和大学病院・附属東病院の二回目のあり方委員会、再来週に最初の統合委員会が予定されています。二十年以上勤めた愛着のある病院で、別な立場で、新たな仕事ができることを大変幸せに思います。スムースに統合し、患者さんにとってさらに良い病院を再建することを目指します。

節目の時に、病院や大学のさまざまな企画を進め、将来展望について考える機会が重なり、改めて私の周りには大勢の仲間がいることに気づき幸福でした。

日本高次脳機能障害学会会員はじめ、この文章を読んでくださったすべての皆様に今まで大変お世話になったことに対して、この場を借りて、節目の挨拶をしたいと思います。

「ありがとうございました。また、これからももう少しどうぞよろしくお願いいたします。」

(第三五巻第一号、二〇一五年三月)

【著者紹介】

河村　満（かわむら　みつる）

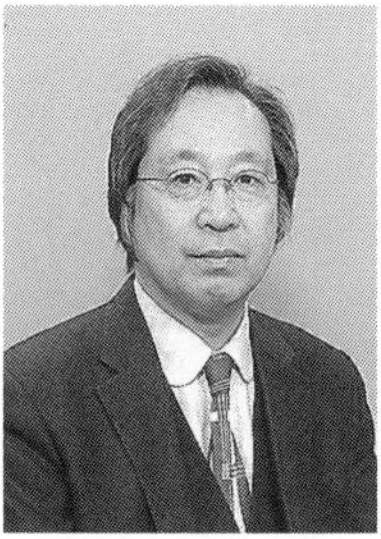

昭和大学医学部内科学講座神経内科学部門・昭和大学病院附属東病院院長。

1977年3月横浜市立大学医学部卒業。1978年10月千葉大学医学部神経内科（平山惠造教授）開設時に同科入局。その後昭和大学医学部神経内科助教授を経て、2001年6月より同教授。2008年4月より医学部講座再編による名称変更のため、昭和大学医学部内科学講座神経内科学部門教授。『高次脳機能障害』と『神経救急』を2本の柱とし、2008年4月より昭和大学病院附属東病院院長を務める。

●資格・所属学会●
日本神経学会認定神経内科専門医、日本脳卒中学会認定脳卒中専門医、日本頭痛学会認定頭痛専門医、日本内科学会認定内科医、日本神経治療学会理事、日本高次脳機能障害学会理事、日本神経精神医学会理事、日本神経心理学会理事長、日本神経学会代議員など多数。

第1版発行　2015年5月20日

こころのメモ帳

検印省略

著　者　河村　満

発行者　林　峰子

発行所　株式会社 新興医学出版社

〒113-0033　東京都文京区本郷6丁目26番8号

電話 03(3816)2853　FAX 03(3816)2895

印刷　株式会社 眞興社　ISBN 978-4-88002-188-1　郵便振替　00120-8-191625